Senthil Kumar M

Propriedades medicinais de alguns medicamentos à base de plantas

Senthil Kumar M

Propriedades medicinais de alguns medicamentos à base de plantas

Parte -III: PROPRIEDADES ANTIOXIDANTES, ANTIULCERANTES E DE CURADOR DE FERIDAS

ScienciaScripts

Cover image: www.ingimage.com

This book is a translation from the original published under ISBN 978-620-6-84365-8.

Publisher:
Sciencia Scripts
is a trademark of
Dodo Books Indian Ocean Ltd. and OmniScriptum S.R.L publishing group

120 High Road, East Finchley, London, N2 9ED, United Kingdom
Str. Armeneasca 28/1, office 1, Chisinau MD-2012, Republic of Moldova, Europe
Printed at: see last page
ISBN: 978-620-7-67952-2

CONTEÚDO

Capítulo I PROPRIEDADE ANTIOXIDANTE DE ALGUMAS DROGAS HERBAIS

Sibiya. S, Yokeshvaran. R, Silambarasan. P, Senthil kumar. M ***Sree Abirami College of Pharmacy, Coimbatore 21.***

INTRODUÇÃO

Os antioxidantes são compostos que impedem a oxidação, um processo químico que pode gerar radicais livres (também designado por autoxidação). A degradação de materiais orgânicos causada pela autoxidação. A autoxidação inclui organismos vivos. Aos produtos industriais, como polímeros, combustíveis e lubrificantes, são frequentemente adicionados antioxidantes para prolongar a sua vida útil. Além disso, os antioxidantes são adicionados aos alimentos para evitar que estes se estraguem, especialmente a rancidificação de óleos e gorduras. Os antioxidantes são compostos que impedem a oxidação, um processo químico que pode gerar radicais livres (também designado por autoxidação). As substâncias orgânicas são degradadas em resultado da autoxidação. A autoxidação inclui os organismos que vivem[1]. Os produtos industriais, como os polímeros, os combustíveis e os lubrificantes, são frequentemente adicionados de antioxidantes para prolongar a sua vida útil. Além disso, os antioxidantes são utilizados para conservar os alimentos e evitar a rancidificação de gorduras e óleos. As células sujeitas a stress oxidativo podem ser protegidas contra danos por antioxidantes como o glutatião, o micotiol ou o bacilitol, bem como por sistemas enzimáticos como a superóxido dismutase. Os antioxidantes dietéticos são as vitaminas A, C e E[2]. São bem conhecidos, mas o termo "antioxidante" também tem sido utilizado para descrever uma série de outros componentes dietéticos que apenas mostram actividades antioxidantes in vitro e não têm provas de propriedades antioxidantes in vivo. Não foi provado que os suplementos alimentares antioxidantes que afirmam manter as pessoas saudáveis ou prevenir doenças nos seres humanos o façam[3].

"Compostos sintéticos ou naturais que impedem ou retardam a degeneração de um produto ou que têm o poder de atenuar os efeitos nocivos da oxidação nos tecidos animais. Os radicais livres e outras moléculas oxigenadas produzidas em resultado destes processos são designados por "espécies reactivas de oxigénio" (ROS). Embora certos antioxidantes endógenos sejam produzidos pelo organismo, os antioxidantes dietéticos podem oferecer uma linha de defesa adicional. Os flavonóides e outros polifenólicos, as vitaminas C e E e os carotenóides são os antioxidantes alimentares mais comuns[4]. Muitas ervas e plantas também contêm antioxidantes. A oxidação é uma reação química que produz radicais livres, levando a uma reação em cadeia que pode danificar as células. Os antioxidantes, como os tióis ou o ácido ascórbico, são travados por estas reacções em cadeia. Os antioxidantes são substâncias que impedem a oxidação do ar. Os antioxidantes são utilizados para impedir a decomposição oxidativa de componentes farmaceuticamente úteis. Para impedir a oxidação de substâncias químicas como o iodeto ou os iões ferrosos, são utilizados em formulações farmacêuticas que contêm estes compostos. A substância deve ser segura, não tóxica e eficaz numa concentração muito baixa. Deve também apresentar uma estabilidade química razoável[5].

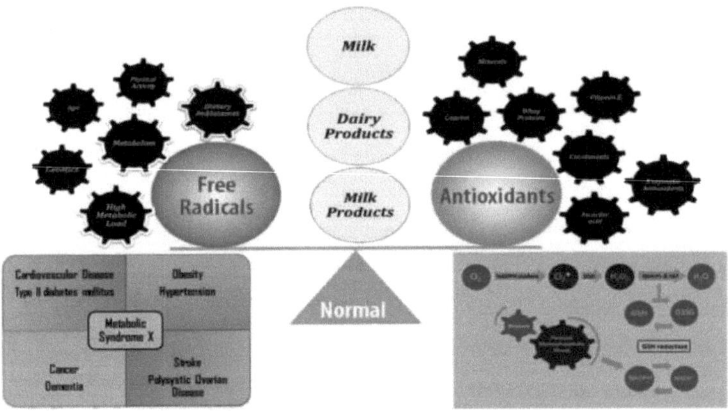

FIG 1. ACTIVIDADE ANTIOXIDANTE

PLANTAS MEDICINAIS

As plantas medicinais são fontes globalmente valiosas de novos fármacos nos Estados Unidos, cerca de 118 dos 150 principais fármacos sujeitos a receita médica são baseados em fontes naturais. Além disso, cerca de 25% dos medicamentos recomendados nos países ricos provêm de espécies vegetais selvagens, ao passo que até 80% dos indivíduos nos países subdesenvolvidos dependem completamente de medicamentos à base de plantas para os seus cuidados de saúde básicos. A Índia é um dos doze mega-centros de biodiversidade do mundo e possui uma diversidade floral diversificada. Ocupa o quarto lugar entre os países asiáticos e o décimo entre os países com recursos vegetais abundantes. O comércio mundial é um organismo intergovernamental que controla o comércio de plantas medicinais a nível internacional. A informação estatística extremamente inadequada sobre o comércio de produção atualmente acessível é o principal desafio no estudo do comércio global de medicamentos à base de plantas[6]. A Organização Mundial de Saúde (OMS) calculou que 80% da população dos países em desenvolvimento dependem de medicamentos tradicionais, na sua maioria plantas medicinais, para os seus cuidados de saúde primários. Diz-se que a procura de plantas medicinais está a aumentar de ano para ano. De acordo com as estimativas, na Índia são comercializados 960 tipos diferentes de plantas medicinais, 178 dos quais têm níveis de consumo anual superiores a 100 toneladas métricas[7]. Uma parte considerável da população indiana depende das plantas medicinais para a sua subsistência e segurança sanitária. Estas plantas constituem também uma fonte vital de matérias-primas para a medicina tradicional e a indústria de plantas medicinais. O desenvolvimento de novos medicamentos utiliza plantas medicinais, que são também cruciais para a manutenção da saúde humana. Estas plantas têm sido utilizadas desde os tempos pré-históricos até à atualidade. Estas plantas medicinais são consumidas em todas as civilizações. Pensa-se que os medicamentos à base de plantas podem beneficiar o corpo sem ter impactos negativos na vida de uma pessoa[8].

Os antioxidantes naturais são obtidos a partir do sistema biológico. A vitamina C, os tocoferóis, os carotenóides, os flavonóides, os polissacáridos antioxidantes e os aminoácidos e seus compostos são os representantes mais proeminentes dos antioxidantes dietéticos. A ingestão de uma dieta rica em antioxidantes protege contra doenças degenerativas deletérias[9]. A necessidade de antioxidantes na indústria alimentar não é apenas para preservar o sabor e a cor e aumentar o prazo de validade dos alimentos, mas também como componentes de alimentos nutracêuticos. Isto exige a utilização de aditivos alimentares exógenos, tais como antioxidantes produzidos na natureza ou sinteticamente. No sistema alimentar, os mecanismos de antioxidantes naturais são frequentemente perdidos durante o processamento ou armazenamento. Os antioxidantes funcionam melhor em concentrações muito baixas; em doses mais elevadas, podem resultar em efeitos nocivos. Por outro lado, a necessidade de investigar fontes alternativas naturais e provavelmente mais seguras de antioxidantes alimentares foi motivada pelo custo de produção mais elevado e pela eficácia reduzida dos antioxidantes naturais normalmente utilizados, como o ácido ascórbico, o tocoferol, etc.[10]. Os resíduos e subprodutos de frutas e legumes, como sementes, cascas e bagaços, são fontes abundantes de antioxidantes, mas não têm sido convencionalmente utilizados como aditivos. É completamente metabolizado. Tem uma ampla gama de solubilidade. O seu gasto depende da fonte e do processo de extração. Tem uma vasta gama de atividade antioxidante[11].

Os antioxidantes à base de petróleo sintetizados quimicamente, conhecidos como antioxidantes sintéticos, são utilizados em grande parte para "retardar a oxidação lipídica", a fim de estabilizar e proteger óleos e gorduras refinados em produtos alimentares. Quatro antioxidantes sintéticos amplamente utilizados na indústria alimentar são o BHA (butil-hidroxianisol), o BHT (butil-hidroxitoluência), o PG (propilgalato) e o TBHQ (terc-butil-hidroxiquinona)[12]. Uma gama de antioxidantes sintéticos é autorizada para proteger contra a oxidação de lípidos insaturados para utilização em alimentos para animais. Estes incluem a hidroxitoluência butilada, a etoxiquina, o hidroxianisol butilado, o octilgalato e o propilgalato. Atualmente, não existem na União Europeia limites máximos de resíduos de antioxidantes sintéticos em produtos alimentares de origem animal[13]. No entanto, foram adoptados limites máximos de resíduos para estes compostos em alguns países, incluindo o Japão. Nos últimos anos, a utilização de antioxidantes sintéticos nos ingredientes dos alimentos para peixes, nos alimentos para peixes e na subsequente transferência para os filetes de peixe de viveiro tem recebido uma atenção crescente do ponto de vista da segurança alimentar. A informação existente na literatura sobre os antioxidantes sintéticos é contraditória, sendo relatadas as suas propriedades como antioxidantes, pró-oxidantes, anticancerígenas, cancerígenas e promotoras de tumores. O hidroxianisol butilado (tert-butil-4-hidroxianisol) é um antioxidante fenólico sintético, autorizado como aditivo alimentar na União Europeia para determinados produtos alimentares, incluindo misturas para bolos, snacks à base de cereais e leite em pó[14]. A toxicidade dos antioxidantes sintéticos tem pontos positivos e negativos. Os pontos positivos são as propriedades anticarcinogénicas, as propriedades antimutagénicas, a inibição da oxidação do colesterol, a ausência de cancro ou de outros riscos para a saúde e a inibição de agentes patogénicos de origem alimentar. Os pontos negativos são os efeitos citotóxicos, os efeitos adversos nos principais órgãos: rins, fígado e pulmões, o aumento da carcinogénese tem de ser, pelo menos, 1500 vezes superior ao da exposição humana, o modo não típico de morte celular, a supressão da imunidade humoral, a citotoxicidade para as células de leucemia monocríptica, resultando em apoptose e danos no ADN, a coadministração com nitrito de sódio promoveu a carcinogénese do estômago[15].

ANTIOXIDANTES SINTÉTICOS

Os antioxidantes produzidos quimicamente à base de petróleo, conhecidos como antioxidantes sintéticos, são maioritariamente utilizados para "retardar a oxidação lipídica", a fim de preservar e estabilizar os óleos e gorduras refinados presentes nos produtos e sistemas alimentares. Estes compostos sintéticos, como o hidroxianisol butilado, a hidroxitoluência butilada, o galato de propilo e outros, são os antioxidantes mais potentes e a sua utilização nos alimentos foi autorizada pela Food and Drug Administration[16].

2.1. TRI-AZO-METADES À BASE DE ÁCIDO INDOL-ACÉTICO:

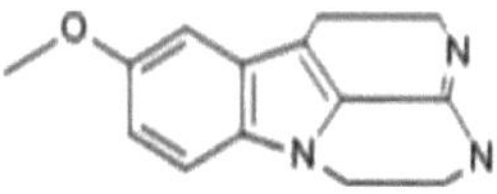

FIG.2.METRALINDOL

A prevenção e o tratamento de infecções microbianas avançaram significativamente em resultado do desenvolvimento de novas estratégias e dos avanços na química combinatória. A ameaça que a resistência microbiana representa para a saúde pública continua a ser uma questão importante para a comunidade científica. O aumento da morbilidade e da mortalidade pode ser o resultado de infecções resistentes. A química orgânica inclui uma quantidade considerável de compostos heterocíclicos. A criação de novas classes de heterociclos, tendo em conta as preocupações económicas e ambientais, é uma das principais preocupações dos cientistas contemporâneos. O facto de os heterociclos com três heteroátomos em posições simétricas apresentarem uma variedade de acções farmacológicas torna-os mais frequentemente investigados[1]. Como componentes de numerosos medicamentos autorizados, os heterociclos com azoto estão a receber muita atenção; os triazóis demonstraram uma variedade de acções terapêuticas. Três átomos de azoto e dois átomos de carbono constituem a estrutura do anel de cinco membros do triazol, que também pode existir como dois isómeros: 1, 2, 4-triazol e 12, 3-triazol. Destes, os 2, 4-triazóis foram os que receberam mais atenção devido à sua robusta capacidade de ligação e estabilidade[2]. Uma classe muito diversificada de substâncias com propriedades antibacterianas, antifúngicas, anti-inflamatórias e anticancerígenas são os heterociclos que contêm 1, 2, 4-triazóis e os que têm 1, 2, 4-triazóis como produtos de condensação com outro sistema de núcleos. Foi observada uma grande variedade de acções quimioterapêuticas das bases de Schiff; a presença de azometina nas bases de Schiff deve-se às suas extensas características químicas e biológicas. A bioatividade alargada é também influenciada pelos protões transferíveis e pela capacidade de criar ligações de hidrogénio intermoleculares. O indol, uma das moléculas de azoto naturais mais prevalecentes, é bem conhecido pela sua vasta gama de propriedades biológicas e químicas[1].

Alguns medicamentos disponíveis no mercado estão incluídos nas acções poli-farmacológicas do núcleo indol, que estão relacionadas com ele. A produção de radicais livres resulta do consumo regular de oxigénio no organismo. Quando algo está errado com o mecanismo antioxidante natural, a acumulação destes radicais livres pode levar a interacções citotóxicas com os sistemas do corpo e pode danificar os genes. O DPPH é um dos métodos mais utilizados para avaliar a capacidade antioxidante dos compostos. O DPPH passa da cor púrpura para a cor amarela, o que indica o potencial de eliminação dos compostos sintéticos. O poder redutor de uma molécula determina o seu potencial antioxidante; a adição de grupos hidroxi e metoxi ao anel benzénico melhorou o poder redutor ou indicou uma atividade antioxidante prospetiva[2]. No entanto, a deslocação do hidroxibenzaldeído da posição três para a posição quatro revelou uma diminuição considerável do potencial de redução. O grau de basicidade do átomo de azoto, ou seja, o grau de atividade da molécula em termos do seu potencial redutor, também desempenha uma influência crucial. Nenhum destes compostos produzidos foi capaz de demonstrar uma atividade encorajadora no ensaio DPPH[2].

2.2. DERIVADOS DO 2-METOXIFENOL:

Os átomos, moléculas ou iões com um eletrão não emparelhado em órbita são conhecidos como radicais livres. São produzidos continuamente pelo organismo e podem tornar-se perigosos quando se encontram em grandes concentrações ou quando as defesas antioxidantes naturais do organismo não estão a funcionar corretamente. Os radicais livres podem danificar o ADN, as proteínas e os lípidos das células e dos tecidos quando presentes em concentrações elevadas[3]. O corpo humano possui mecanismos de defesa vitais contra os radicais livres sob a forma de enzimas como a glutationa peroxidase, a catalase e a superóxido dismutase. No entanto, o stress oxidativo desenvolve-se como resultado de desequilíbrios entre a geração e a desintoxicação de espécies de radicais livres. Doenças graves como o cancro, a aterosclerose, o envelhecimento, a imunossupressão, a inflamação, a doença cardíaca isquémica, a diabetes e as doenças neurológicas podem resultar deste[4]. Ao fornecer um eletrão, os antioxidantes podem interagir com segurança com os radicais livres, parar a reação e transformar o radical numa molécula inofensiva. Por conseguinte, os antioxidantes diminuem o stress oxidativo, protegendo as células dos danos oxidativos. Exemplos de metoxifenóis naturais utilizados em perfumes, detergentes, ambientadores e cosméticos incluem o eugenol e o isoeugenol. O eugenol demonstrou ter fortes propriedades antioxidantes e é também utilizado como componente do cimento de óxido de zinco eugenol em medicina dentária. Além disso, a apocinina é um inibidor eficaz do complexo nicotinamida adenina dinucleótido fosfato oxidase, e o eugenol reduz a oxidação das lipoproteínas de baixa densidade mediada por metais, actuando como um antioxidante fisiológico in vivo. Outros fenóis de ocorrência natural com características antioxidantes incluem o eugenol, o creosol, a apocinina e o isoeugenol[4].

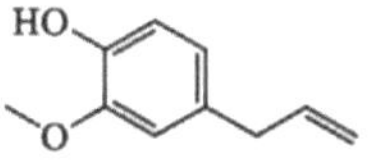

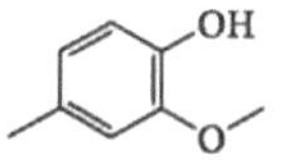

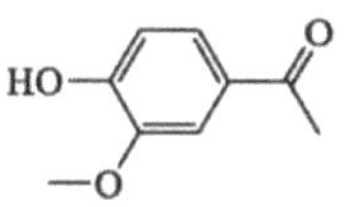

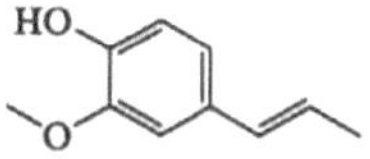

HO O OH O HO O O HO O

FIG. 3. EUGENOL FIG. 4. CRESOL FIG. 5. APOCININA FIG. 6. ISOEUGENOL

Dado o grande dano que as espécies reactivas de oxigénio causam às macromoléculas biológicas, o desenvolvimento de novos produtos químicos antioxidantes assumiu importância medicinal. Como resultado, tem-se dedicado um estudo intensivo à descoberta de novos antioxidantes para parar os danos causados pelos radicais. Neste estudo, concentrámo-nos em conceber, sintetizar, caraterizar e avaliar a atividade antioxidante de derivados de metoxifenol recentemente criados[3]. Com base em dados de análise elementar, infravermelho e espetro de ressonância magnética nuclear 1D, as estruturas dos numerosos compostos produzidos foram confirmadas. Os pontos de fusão não corrigidos foram descobertos utilizando um dispositivo de ponto de fusão Gallenkamp. Os derivados do metilfenol demonstraram ter uma vasta gama de efeitos terapêuticos, a maioria dos quais dependente das suas características antioxidantes[4]. Os derivados do metoxifenol com modificações estruturais que podem melhorar as capacidades físico-químicas, antioxidantes e terapêuticas foram recentemente desenvolvidos num esforço para aumentar a utilidade terapêutica deste composto. Os seis derivados diferentes do metoxifenol foram todos produzidos para os testes de atividade antioxidante deste estudo. O primeiro composto, 5-(4-hidroxi-3-metoxibenzil)-2,2-dimetil-1,3-dioxano-4,6-diona-4, foi produzido por condensação de 2,2-dimetil-1,3-dioxano-4,6-diona 1 e 4-hidroxi-3-metoxibenzaldeído 2 numa reação catalisada por ácido. Para criar o composto puro 4, o material resultante foi recristalizado a partir de acetato de etilo quente-hexano. Com base nos resultados de análises espectroscópicas e elementares, a estrutura do composto foi validada. Foi detectada uma vibração de estiramento do grupo hidroxilo através dos espectros de IV[3].

2.3. DERIVADOS DE HIDRAZONA E OXIMA À BASE DE NARINGINA:

Uma classe de produtos químicos polifenólicos fitogénicos conhecidos como flavonóides está presente em muitos tipos diferentes de dietas humanas e tem uma variedade de propriedades físico-químicas e estruturas químicas. Na realidade, os investigadores analisaram as estruturas químicas e os potenciais medicinais de cerca de 4000 compostos flavonóides identificados. Devido às suas diferentes propriedades medicinais, este grupo de substâncias químicas naturais atraiu recentemente a atenção de cientistas de todo o mundo[5]. No entanto, numerosos estudos sobre flavonóides apoiaram o seu potencial terapêutico para uma variedade de doenças, incluindo cancro, inflamações bacterianas, stress oxidativo, alergias, infecções virais e diabetes. A química orgânica inclui uma classe diversificada de moléculas conhecidas como derivados de oxima e hidrazona. O desenvolvimento de novos compostos contendo hidrazonas possui uma vasta gama de efeitos biológicos, incluindo atividade antioxidante, antibacteriana, anticancerígena, ansiolítica, anticonvulsiva, anti-inflamatória, depressiva, anti-hipertensiva, antituberculose e antifúngica[6]. Para melhorar as suas propriedades farmacológicas, foi necessário semissintetizar novos derivados de hidrazona e oxima a partir da naringina. A atividade antioxidante das moléculas recentemente desenvolvidas foi determinada, e os resultados foram comparados com os da substância original, a naringina, e com o controlo positivo, o trolox. Foram calculadas as percentagens de atividade antioxidante dos derivados semi-sintéticos da naringina e do padrão Trolox. A capacidade potencial de eliminação de radicais livres é um produto químico antioxidante mais eficaz do que o Trolox[6]. Ao eliminarem o anião superóxido, o oxigénio singlete e os radicais peróxidos lipídicos, bem como ao estabilizarem os radicais livres envolvidos em processos oxidativos através da hidrogenação ou da complexação com espécies oxidantes, os derivados da naringina têm potencial para atuar como antioxidantes in vitro ou em sistemas sem células. Na presente investigação, os derivados de oxima e hidrazona foram utilizados para sintetizar parcialmente três moléculas diferentes. Para além de ter uma ação antibacteriana contra as quatro estirpes de bactérias em estudo, a hidrazona tinha uma forte atividade antioxidante que era quase idêntica à do Trolox. Estes resultados podem apontar a molécula como um candidato potencial para a produção de formulações farmacológicas que possam ser antioxidantes[5].

2.4. 3-ARILFTALIDAS:

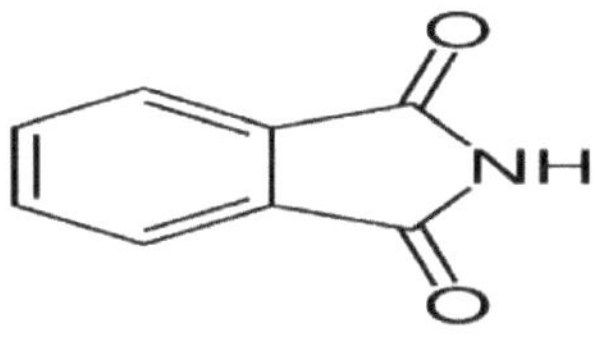

FIG.7. FTALIMIDA

As ftalidas são uma classe muito modesta de metabolitos naturais gerados por uma gama diversificada de plantas, incluindo espécies que são utilizadas na medicina tradicional em todo o mundo, bem como fungos de ambientes terrestres e marinhos. Estes produtos naturais distinguem-se estruturalmente pela presença de um núcleo de 1(3H)-iso benzo furanona, cujos padrões de substituição conferem a esta classe de produtos químicos uma vasta gama de variedade estrutural[8]. Como resultado, o anel aromático da ftalida contém frequentemente grupos hidroxilo ou alcoxi, sendo também possível encontrar açúcares e moléculas derivadas de terpenóides ou alcalóides. A maioria das ftalidas naturais apresenta cadeias alquílicas, espirociclos e anéis aromáticos no anel -lactona, isoladamente ou como componentes de subestruturas mais complicadas. Além disso, as substâncias com um anel aromático parcialmente reduzido e as ftalidas diméricas são frequentemente referidas como produtos naturais. As ftalidas são uma classe de produtos químicos naturais[7]. O ácido micofenólico e a 3-n-butilftalida são duas substâncias interessantes. No transplante de órgãos, o ácido micofenólico, que foi descoberto pela primeira vez no Penicillium stoloniferum, é utilizado como medicamento imunossupressor. É do conhecimento geral que as substâncias com grupos fenólicos livres têm características antioxidantes e, em particular, que a iso pestacina de 3-alftalídeo, que ocorre naturalmente, tem uma forte capacidade de eliminar os radicais livres. No entanto, a adição de grupos metoxi pode aumentar a atividade antioxidante tanto dos compostos fenólicos simples como das moléculas com sistemas conjugados, como os estilbenos e os flavonóides[7]. Apesar de ter sido demonstrado que as substâncias que contêm enxofre reduzem o stress oxidativo, os nossos resultados não são conclusivos. A 3-hidroxiftalida e os arenes substituídos foram combinados numa reação de acoplamento desidratante, que produziu uma série de 3-alftalidas com elevada tolerância do grupo funcional, bons rendimentos e níveis de seletividade do local. As ftalidas demonstram que pequenas alterações estruturais nos derivados do anel arilo têm um impacto significativo na sua propriedade antioxidante. Os potenciais efeitos sobre as vias de sinalização implicadas são revelados pela diminuição dos níveis de ARNm das citocinas pró-inflamatórias clássicas[8].

2.5. DERIVADOS DE INDOL C-3 SUBSTITUÍDOS:

Foi criado e estudado um grupo de quinze derivados de indol com substituições C-3. Foram utilizadas três experiências antioxidantes in vitro para testar a atividade antioxidante de cada derivado, e o derivado que contém a porção pirrolidina di-tiocarbamato foi o mais eficaz na eliminação de radicais livres e na redução de Fe3+ a Fe2+. A fim de extinguir o radical livre, é proposto um potencial processo de transferência de hidrogénio e de electrões[9]. A atividade antioxidante observada também requer a estabilidade do radical indolil e a presença de um átomo de azoto de indol não substituído, e esta atividade é altamente dependente do tipo de substituinte que está imediatamente ligado ao grupo metileno na posição C-3. Os glóbulos vermelhos humanos foram utilizados como modelo celular para estudar as interacções dos derivados com as membranas celulares. A atividade hemolítica dependente da concentração e a alteração da forma dos glóbulos vermelhos foram observadas para uma série de substâncias. Os efeitos citoprotectores dos derivados são principalmente causados por interacções com os componentes da membrana dos glóbulos vermelhos[10]. A serotonina e os seus derivados, como o 5-hidroxitriptofol, a 5-metoxitriptamina e o 5-metoxitriptofol4, merecem uma atenção especial entre os antioxidantes naturais e sintéticos. A fuvastatina possui propriedades citoprotectoras contra os aniões peróxidos da reação de Fenton e o stress oxidativo induzido pelo radical hidroxilo. É um inibidor sintético da 3-hidroxi-3-metilglutaril coenzima A redutase com uma estrutura única de um derivado de mevalono lactona de um indol substituído por fuorofenil. As propriedades antioxidantes do composto foram associadas a uma série de vias, incluindo a transferência de átomos de hidrogénio e a transferência de um único eletrão. A atividade de eliminação de DPPH e a atividade quelante de Fe2+ têm capacidade redutora utilizada para medir a atividade antioxidante dos derivados de indol. A atividade máxima de eliminação foi demonstrada pelos derivados[10]. Os nossos resultados implicam que a primeira abstração de hidrogénio ou de electrões do anel de indol pode ser utilizada para explicar como os derivados de gramina activos eliminam os radicais DPPH. Um eletrão é deslocado do átomo de azoto e é criado um radical catião. Um átomo de hidrogénio também pode ser transferido da molécula antioxidante para o radical DPPH sob a forma do grupo N-H, criando um radical indolil estabilizado por ressonância, sugerindo o processo preciso para os indóis C-3 sulfenil[9]. A presença de vários grupos funcionais com várias propriedades electrónicas e lipofílicas diretamente ligadas ao grupo metileno na posição C-3 é um componente crucial da estrutura dos derivados analisados que influencia significativamente a eficiência da eliminação do radical DPPH (para além do anel indol e do grupo N-H). Foi revisto que diferentes grupos funcionais na posição C-3 do grupo metileno do núcleo do indol podem alterar a capacidade dos derivados para atuar como antioxidantes[9].

2.6. NOVOS DERIVADOS DE TIAZOLO(4,5-b) PIRIDINA:

Esta revisão descreve a síntese de novos derivados de hidrazida do ácido (5,7-dimetil-2-oxo-tiazolo[4,5-b] piridina-3-il)-acético e a avaliação das suas propriedades antioxidantes. Para produzir compostos com um perfil farmacológico aceitável, o heterociclo de base foi transformado utilizando os processos de acilação, [2+3] ciclo-condensação, condensação de Knoevenagel e alquilação. A ação de limpeza dos compostos produzidos sobre os radicais 2,2 difenil-1-picrilhidrazil foi utilizada para avaliar a sua atividade antioxidante in vitro[11]. Nas últimas décadas, tem sido difícil desenvolver um produto químico antioxidante que seja simultaneamente eficaz e seguro. A função das espécies reactivas de oxigénio nos alimentos, nos medicamentos e até nos sistemas vivos tem atraído cada vez mais atenção. A produção de radicais livres está ligada ao metabolismo fisiológico típico das células aeróbicas.

Devido à sua elevada reatividade, os radicais livres podem atacar os lípidos das membranas e produzir radicais de carbono e peróxidos que conduzem à peroxidação lipídica[12]. Consequentemente, investigadores de várias áreas desenvolveram um maior interesse em antioxidantes naturais, bem como em derivados sintéticos relacionados que possam oferecer ingredientes activos que atenuem os efeitos do stress oxidativo. A produção de heterociclos condensados com elevada eficiência antioxidante requer avanços na síntese. Devido à sua proximidade iso-estérica com a estrutura das bases de pirina e pirimidina, as tiazolopiridinas apresentam uma vasta gama de funções biológicas[12]. Os derivados da tiazolopiridina também têm sido utilizados como instrumentos analíticos delicados. Por conseguinte, é importante continuar a investigar formas de modificar quimicamente as tiazolo[4,5-b]piridina-2-onas a fim de produzir novas moléculas activas. A capacidade do radical livre 2,2-difenil-1-picril-hidrazila para eliminar os radicais livres serviu de base para medir a atividade antioxidante. Devido à sua excelente estabilidade numa solução metanólica e à sua cor púrpura brilhante, o radical DPPH tem encontrado numerosas aplicações. A absorvância diminui devido ao facto de os antioxidantes reduzirem os radicais[11].

Num meio básico, a sua redução resulta em 2,2-difenil-1-picril-hidrazina ou no anião equivalente. Outras espécies de electrões ímpares que produzem produtos de para-substituição em anéis fenílicos são eliminadas pelo radical DPPH. O método DPPH é aclamado como uma abordagem direta, rápida e prática para o rastreio da capacidade de eliminação de radicais de muitas amostras. A abordagem DPPH é atractiva para avaliar compostos recentemente sintetizados para eliminar radicais e para identificar potenciais candidatos a medicamentos antioxidantes devido a estas vantagens. Verificou-se que as 5,7-dimetil-3H-tiazolo[4,5-b]piridina-2-onas têm ação antioxidante. Descobriu-se que alguns dos nossos compostos são mais eficazes quando comparados com os antioxidantes atualmente disponíveis[12].

3. ANTIOXIDANTE NATURAL

Muitos indianos dependem das plantas medicinais para a sua subsistência e segurança sanitária, e as indústrias da medicina tradicional e das plantas medicinais também dependem fortemente destas plantas como principal fonte de matérias-primas. Podem ser fabricados novos medicamentos a partir de plantas medicinais. Os benefícios das plantas medicinais para a saúde humana são significativos. Desde a antiguidade até à atualidade, estas plantas têm sido utilizadas. Todas as culturas utilizam estes medicamentos à base de plantas[16]. Pensa-se que os medicamentos à base de plantas podem beneficiar o corpo sem terem impactos negativos na vida de uma pessoa. Além disso, a utilização de ervas medicinais cresceu como uma indústria significativa que pode sustentar a economia. A utilização de plantas medicinais para a saúde é praticada através de terapias e tratamentos à base de plantas que podem tornar-se novos costumes culturais. Uma parte significativa da flora é constituída por plantas medicinais, que fornecem matérias-primas para utilização numa variedade de indústrias[22].

3.1. DERIVADOS DO ÁCIDO CAFEICO:

Devido principalmente às suas capacidades antioxidantes e aos consequentes benefícios para a saúde humana, os extractos de plantas atraíram recentemente um interesse crescente no sector alimentar. Os ácidos cafeoilquínicos, os ácidos di cafeoilquínicos e outros derivados do ácido cafeico estão incluídos no grupo dos ácidos clorogénicos. Ácidos como o ácido 5-O-cafeoilquínico, o ácido 4-O-cafeoilquínico e o ácido 3-O-cafeoilquínico estão incluídos na categoria dos CQAs[13]. Quase todas as plantas vivas contêm ácidos cafeoilquínicos, mas o café é a principal fonte alimentar das pessoas. Estas substâncias também se encontram em concentrações bastante elevadas nas batatas (Solanum tuberosum), particularmente nas variantes com polpa colorida. As ervas populares, como o tomilho, os orégãos e o alecrim, são excelentes fornecedores de substâncias químicas fenólicas. O tomilho e o alecrim são bem conhecidos por terem níveis elevados de ácido ferúlico e ácido cafeico, respetivamente[14]. Embora os consumidores e os fabricantes de alimentos estejam familiarizados com estas plantas medicinais, existem outras plantas, mais conhecidas, cujos extractos podem ser utilizados como aditivos alimentares devido à sua elevada presença de vários químicos pró-saúde. A alcaravia, uma destas plantas, é utilizada na medicina popular para tratar a diarreia, doenças broncopulmonares ou para melhorar a função hepática. O carvacrol, a carvona, o -pineno, o limoneno, o -terpineno, o linalol, a carvenona e o p-cimeno são os principais componentes do cominho, juntamente com uma série de ácidos fenólicos como o ácido gálico, siríngico, neoclorogénico, criptoclorogénico e cafeico. O coltsfoot, uma erva com uma longa história na medicina chinesa e na Europa de Leste, é um membro da família Asteraceae[14]. Os quercetinglicosídeos desta planta, entre outras coisas, são o que lhe confere as suas propriedades antioxidantes. O cálcio é abundante no dente-de-leão.

Devido às suas qualidades coleréticas, diuréticas, anti-reumáticas e anti-inflamatórias, esta planta é utilizada terapeuticamente. As substâncias fitoquímicas identificadas no dente-de-leão incluem o ácido cinâmico, as cumarinas e os flavonóides. A planta do amor-perfeito (Levisticum officinale L.), que possui poderosas capacidades antioxidantes e é benéfica para a saúde. A planta contém substâncias químicas fenólicas tanto nas raízes como nas folhas[13]. Como planta medicinal, o estragão é utilizado para tratar a pirexia, a diabetes, as infecções parasitárias e as dores de estômago. As preparações alcoólicas desta planta podem impedir a agregação das plaquetas. O estragol, o felandreno, o iodo, os taninos, as metilcumarinas, o chavicol e a rutina são alguns dos principais componentes da planta. O potencial para, por exemplo, reduzir a gordura e a acrilamida nos produtos acabados está ligado a novas oportunidades de utilização de extractos de plantas. A preparação de água seguida de extração é o método mais barato de obter extractos de plantas, enquanto o etanol ou o metanol produzem melhores resultados que não podem ser utilizados na produção alimentar devido à sua toxicidade[14]. A literatura científica não contém informações pormenorizadas sobre o teor de derivados do ácido cafeico nos extractos de plantas aromáticas e condimentares, apesar da investigação substancial sobre a composição química de diversas plantas[13].

3.2. ANTIBIÓTICOS NATURAIS - BACTÉRIAS GRAM-POSITIVAS E GRAM-NEGATIVAS:

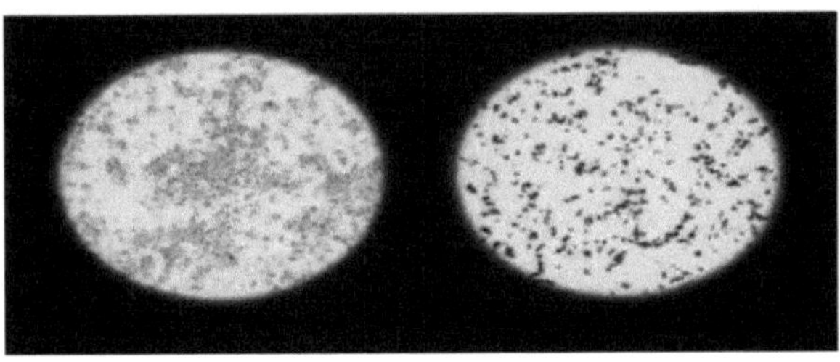

FIG. 8. BACTÉRIAS GRAM-POSITIVAS E GRAM-NEGATIVAS

A civilização humana está ciente dos micróbios devido aos seus impactos tanto úteis como prejudiciais. Os microrganismos podem criar infecções e doenças patogénicas que podem danificar o corpo e, ocasionalmente, resultar em morte quando a sua relação simbiótica entre si ultrapassa um determinado limiar. Esta é uma preocupação séria, especialmente nos países em desenvolvimento. O tratamento precoce da patogénese bacteriana requer a identificação da localização exacta da infeção no organismo. Os antibióticos com um amplo espetro de atividade combatem tanto as bactérias Gram-positivas como as Gram-negativas[15]. Um bom antibiótico deve ter um prazo de validade longo, não ser tóxico para os seres humanos, ser solúvel nos fluidos corporais, ser acessível, ter um impacto antibacteriano duradouro e ter uma probabilidade mínima de resistência bacteriana ao agente. A maior preocupação em termos de saúde pública no mundo atual é a resistência bacteriana patogénica, que representa uma séria ameaça porque todos estes padrões ideais para um antibiótico são difíceis de alcançar quando se criam agentes antibacterianos sintéticos[16]. Novos medicamentos antibacterianos sintéticos estão a ser desenvolvidos com menos frequência para combater a ameaça da resistência bacteriana. E é provável que, como resultado do aumento constante do grau de resistência bacteriana, as bactérias nocivas possam eventualmente deixar de responder à terapia antibiótica, o que seria um mau desenvolvimento na história da humanidade. Os polifenóis, as vitaminas e os carotenóides são substâncias químicas orgânicas que são maioritariamente retiradas de fontes naturais e são componentes cruciais do sistema defensivo natural do organismo.

Devido à sua vasta diversidade química, que oferece efeitos terapêuticos poderosos e impede que os micróbios os copiem para desenvolver resistência, os produtos antibacterianos naturais à base de antioxidantes devem tornar-se o nosso principal objetivo, uma vez que a resistência aos antibióticos sintéticos está a aumentar constantemente[16]. Os antibióticos bacteriostáticos impedem o desenvolvimento bacteriano e podem também matar as bactérias, enquanto os antibióticos bactericidas matam a célula bacteriana. O primeiro antibiótico, o Penicillium notatum, um fungo que vive no solo, foi descoberto por Alexander Fleming. Embora alguns antibióticos anteriormente utilizados se tenham revelado bastante eficazes no tratamento de infecções bacterianas, são ainda necessários antibacterianos mais fortes, uma vez que as bactérias não conseguem replicar a sua estrutura química. As plantas produzem uma vasta gama de metabolitos secundários (fitoquímicos) que estão envolvidos nos seus mecanismos de defesa. Sabe-se que importantes classes destes compostos, incluindo os antioxidantes, têm impactos positivos na saúde humana[15]. As propriedades antioxidantes apelativas dos fitoquímicos chamam a atenção, uma vez que podem substituir os antioxidantes fabricados, que têm efeitos negativos na saúde humana, incluindo o cancro. Embora o método exato de ação dos antioxidantes como antibacterianos seja ainda desconhecido, vários estudos indicam que a atividade antibacteriana atribuída envolve três mecanismos principais: supressão da síntese de ácidos nucleicos, fuga do citoplasma e permeabilidade da membrana externa.

As bactérias Gram-positivas e Gram-negativas têm composições de parede celular muito diferentes porque as bactérias Gram-positivas não têm membrana externa e contêm uma extensa camada de peptidoglicano e ácido lipoteicóico[16]. A membrana externa das bactérias gram-negativas é constituída por fosfolípidos, proteínas e uma fina camada de peptidoglicano. A proteção osmótica das células bacterianas é grandemente auxiliada pelas paredes das bactérias Gram-positivas e Gram-negativas. Qualquer dano na parede celular reduzirá a tolerância da célula à pressão osmótica e à força iónica. Numerosos estudos demonstraram que as bactérias Gram-positivas e Gram-negativas interagem com a parede celular bacteriana[15].

3.3. *TORILIS LEPTOPHYLLA L:*

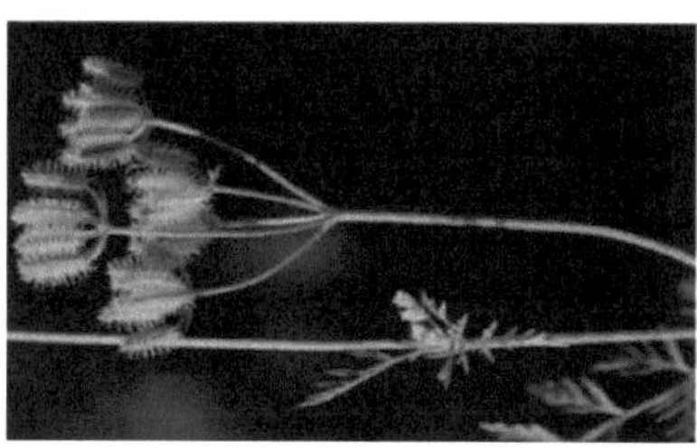

FIG.9. TORILISLEPTOPHYLLA

Os medicamentos à base de plantas têm sido utilizados desde tempos muito antigos. As plantas continuam a desempenhar um papel importante na medicina moderna, apesar dos avanços registados nas últimas décadas. Muitas plantas medicinais têm sido examinadas pelas suas capacidades antioxidantes. Os componentes químicos são excelentes para parar os subprodutos do stress oxidativo que são destrutivos. Mesmo assim, a maioria das plantas medicinais tem um perfil de toxicidade elevado. Muitas perturbações e doenças são provocadas por oxidantes[17]. O corpo humano tem um mecanismo antioxidante incorporado e muitos processos biológicos, como as respostas anti-mutagénicas, anti-carcinogénicas e anti-envelhecimento, provêm desta propriedade. Os antioxidantes mantêm a estabilidade ou neutralizam os radicais livres, frequentemente antes de estes atacarem os alvos no interior das células biológicas, o que tem suscitado recentemente interesse. Os antioxidantes foram encontrados em estudos sobre frutos, legumes e plantas herbáceas. O teor de antioxidantes das plantas medicinais pode. ajudar na proteção contra doenças que proporcionam.

Foi demonstrado que a ingestão de antioxidantes naturais está negativamente correlacionada com a morbilidade e a mortalidade por doenças degenerativas. As doenças hepáticas continuam a ser um importante problema de saúde pública[18]. É do conhecimento geral que os radicais livres danificam as células através de mecanismos de peroxidação lipídica e de ligação covalente, com os consequentes danos nos tecidos. As substâncias antioxidantes de origem natural têm suscitado um interesse especial. A sua capacidade de eliminar os radicais livres. No combate, a planta é muito poderosa. A sua capacidade de eliminar os radicais livres é muito potente em combate, o que apoia a sua utilização como desinfetante ou antibacteriano. As diferentes partes do extrato metanólico da planta inteiraT. Leptophylla[17]. Os alcalóides, as antraquinonas e os glicosídeos cardíacos foram analisados através de métodos fitoquímicos taninos, terpenos, cumarinas, flavonóides, saponinas, flobataninos e saponinas.

Para proteger, os antioxidantes combatem os radicais livres. Branqueamento numa solução de cor púrpura. O DPPH é eliminado através do método de adição de um antioxidante ou espécie radicalar que altera a cor da solução de DPPH e a intensidade da cor. A concentração e a potência afectam a mudança de um grupo de antioxidantes, a absorvância diminuiu significativamente da mistura de reação sugere um radical livre substancial, a capacidade da substância de teste para remover os radicais livres. No presente estudo, o n-butanol, o clorofórmio e o acetato de etilo demonstraram resultados significativos entre as fracções testadas. O aumento da percentagem de inibição e a correlação positiva. inteiramente constituída por fenol[18]. Os resultados do estudo implicam que os componentes fitoquímicos do extrato da planta têm a capacidade de eliminar os radicais livres, fornecendo-lhes hidrogénio. Um biológico significativo é o radical superóxido. O anião superóxido, apesar de ser um oxidante fraco, é uma fonte de espécies reactivas de oxigénio. Também de radicais hidroxilo fortes e nocivos. oxigénio singlete, ambos contribuintes para a oxidação. Esta revisão refere que têm maior capacidade antioxidante[17].

3.4. CAESALPINIA VOLKENSII, VERONICA LASIOPUS, ACACIA HOCKII:

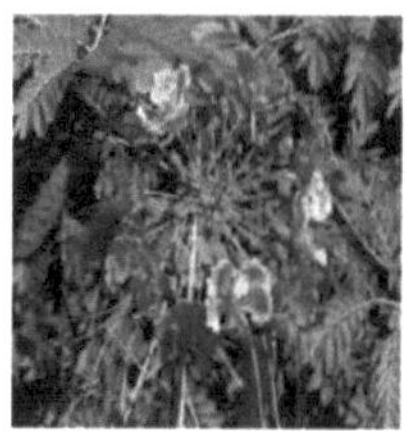

FIG.10. CAESALPINIA VOLKENSII

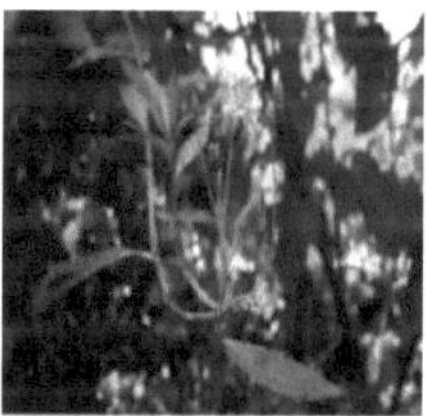

FIG.11. VERÓNICA LASIOPUS

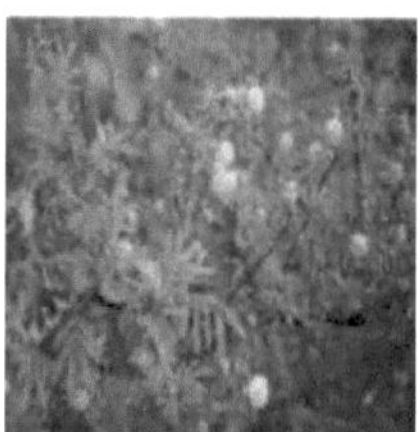

FIG.12. ACÁCIA HOCKII

O principal catalisador deste fenómeno é o stress oxidativo. Entre outras síndromes, o aparecimento e o desenvolvimento do cancro, da diabetes mellitus, das doenças cardiovasculares, das doenças neurodegenerativas e das doenças inflamatórias são provocados por uma quantidade excessiva de espécies livres de oxigénio e de azoto ou pela sua ineficácia em extinguir-se na célula. As espécies livres de azoto e de oxigénio são moléculas instáveis, tanto exógenas como endógenas. Exógenas são os processos metabólicos aeróbicos do corpo[19].

O fumo dos cigarros e outros produtos químicos são duas fontes de radicais livres. Os raios X, o ozono e os medicamentos são alguns exemplos de outras radiações ionizantes. Em contrapartida, as fontes endógenas de radicais livres incluem a via da xantina oxidase e as reacções da cadeia de transferência de electrões durante os estados de doença, como a isquemia, a resposta inflamatória e a lesão de reperfusão. O corpo possui um sistema intrincado de defesas anti-oxidantes composto por vias enzimáticas e não enzimáticas que, num estado fisiológico saudável, mantêm um equilíbrio entre os antioxidantes e os pró-oxidantes, assegurando a saúde e os antioxidantes enzimáticos catalase, glutationa peroxidase e superóxido dismutase[20]. Além disso, os antioxidantes sintéticos são difíceis de encontrar, caros e instáveis, o que limita a frequência da sua utilização. as técnicas alternativas e complementares disponíveis. Está provado que as plantas têm propriedades antioxidantes que protegem o organismo contra as doenças.

Os polifenóis e as vitaminas A, C e E têm propriedades antioxidantes nas plantas. A Acacia hockii, Fabaceae é uma família de arbustos. Outras plantas de Acacia são susceptíveis a doenças como a gota[19]. Foi estabelecido que os membros da família Fabaceae contêm antioxidantes. A Caesalpinia volkensii pertence a uma família de arbustos da família Caesalpiniaceae e é preparada a partir de frutos e folhas. A Caesalpinia foi o objeto deste estudo. Volkensii, Acacia hockii e Vernonia lasiopus foram escolhidas com base na sua gestão de doenças etnomedicinais afectadas pelo stress oxidativo. As espécies reactivas de oxigénio/nitrogénio são produzidas em maior quantidade, o que reduz a capacidade do organismo de lutar contra os radicais livres. Para os organismos aeróbicos, o stress oxidativo conduz inevitavelmente à produção de espécies reactivas de oxigénio/nitrogénio e, nas células sãs, ocorre de forma controlada. Existem muitas ocorrências patológicas, incluindo a aterosclerose, as doenças neurodegenerativas, a lesão de isquémiareperfusão e a carcinogénese para salvaguardar e manter a homeostase do sistema redox[20].

Os sistemas antioxidantes complexos, incluindo os antioxidantes do organismo, trabalham para prevenir os efeitos nocivos do stress oxidativo. Existem mecanismos de defesa tanto endógenos como exógenos. O caroteno é uma fonte exógena de antioxidantes. O ácido L-ascórbico, o tocoferol e os tocotrienóis são exemplos de vitamina C, que provém de alimentos dietéticos. As fontes endógenas de defesa antioxidante incluem as enzimas que catalisam a eliminação dos radicais livres, como a superóxido dismutase, a glutationa peroxidase, a glutationa redutase e a catalase[19].

3.5. EM LÍPIDOS, PROTEÍNAS E VITAMINAS:

FOODS RICH IN ANTIOXIDANTS
Vitamin C: Citrus fruits, broccoli, brussels
blueberries, leafy greens,
Vitamin E: Almonds, avocado, leafy greens, oatmeal, peanuts, red peppers, sunflower seeds
Beta carotene: Carrots, apricots, asparagus, beets, cantaloupe, mangos, bell peppers, kale, pumpkin, tomatoes, spinach, sweet potato, tangerines, watermelon

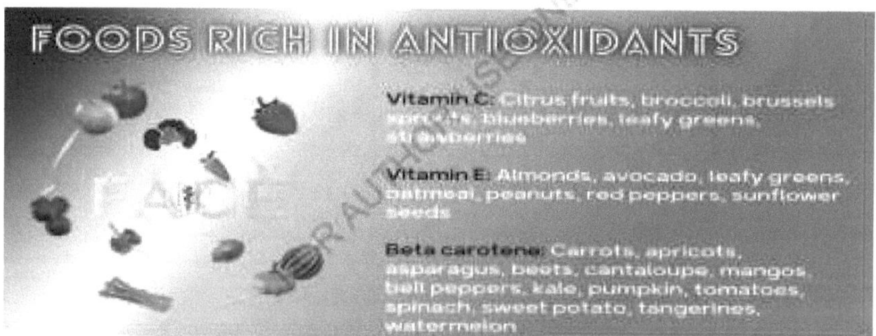

FIG.13. ANTIOXIDANTES NOS ALIMENTOS

A oxidação de lípidos e proteínas nas células é causada por espécies reactivas de oxigénio (ROS) e espécies reactivas de azoto, como os radicais superóxido, hidroxilo e óxido nítrico, nos sistemas biológicos. Estes radicais podem também danificar o ADN. O sistema antioxidante do organismo elimina normalmente os radicais livres, mantendo o equilíbrio correto entre a oxidação e a anti-oxidação. As empresas de transformação de subprodutos agrícolas são também produtores significativos de antioxidantes naturais[22]. Os polifenóis (ácidos fenólicos, flavonóides, antocianinas, lignanas e estilbenos), os carotenóides (xantofilas e carotenos) e as vitaminas (vitaminas E e C) constituem a maioria destes antioxidantes naturais derivados de materiais vegetais. Os efeitos biológicos comuns destes antioxidantes naturais incluem propriedades anti-inflamatórias, antibacterianas, antivirais, anti-envelhecimento e anticancerígenas. A ciência alimentar e a nutrição estão a prestar especial atenção a métodos eficientes de extração de antioxidantes naturais, à avaliação adequada da atividade antioxidante e às suas principais fontes em alimentos e plantas medicinais devido às suas grandes vantagens para a saúde. A fim de melhorar a eficiência da extração de componentes antioxidantes de materiais vegetais, foram concebidas várias abordagens não convencionais e ecológicas para reduzir o tempo de funcionamento e a necessidade de solventes orgânicos[21].

Estes métodos incluem extração por pressão hidrostática elevada, extração por líquido sob pressão, extração por fluido supercrítico, extração por micro-ondas, extração por enzimas, extração por ultra-sons, extração por campo elétrico pulsado e descarga eléctrica de alta tensão. Para avaliar melhor as capacidades antioxidantes dos extractos de produtos naturais, em particular os que as pessoas consomem frequentemente, foram desenvolvidos vários ensaios de avaliação. Estes incluem o ensaio de bloqueio da oxidação da lipoproteína de baixa densidade, o ensaio de atividade antioxidante celular, o ensaio de poder antioxidante redutor do ião férrico, o ensaio de capacidade de absorção do radical de oxigénio, etc. A panorâmica geral dos procedimentos utilizados para extrair antioxidantes naturais, avaliar a atividade antioxidante e identificar as suas principais fontes vegetais dietéticas e medicinais[22]. Estão a ser estudadas numerosas funções nutricionais e vantagens para a saúde dos antioxidantes produzidos a partir de alimentos e plantas medicinais.

Devido à redução do tempo de extração, do consumo de energia e da utilização de solventes orgânicos perigosos, bem como aos rendimentos de extração mais elevados para recuperar compostos antioxidantes de alimentos e plantas medicinais, as técnicas de extração não convencionais descritas têm o potencial de substituir ou melhorar as técnicas de extração existentes. Esta revisão afirma que a área crucial da investigação no futuro será o equilíbrio entre energia e custos[21].

3.6. ACHILLEA CRITHMIFOLIA, HYSSOPUS OFFICINALIS, TANACETUM PARTHENIUM:

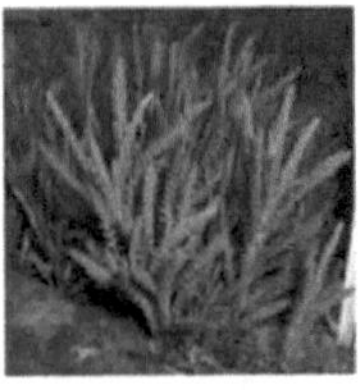

FIG.14. ACHILLEA CRITHMIFOLIA

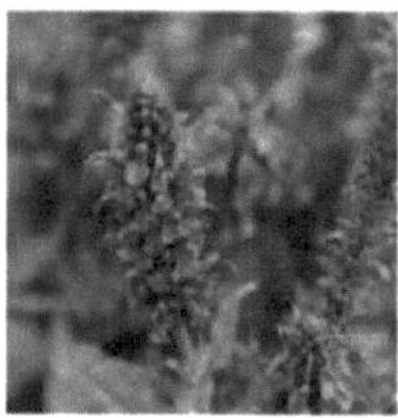

FIG.15. HYSSOPUS OFFICINALIS

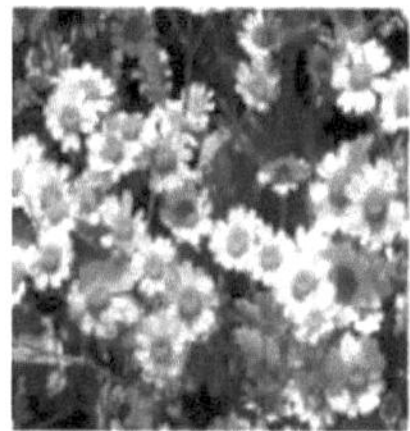

FIG.16. TANACTUM PARTHENIUM

Existe uma variedade de agentes antibacterianos sintéticos e semi-sintéticos para o controlo de microrganismos; no entanto, a resistência bacteriana a estes agentes antibacterianos está a aumentar rapidamente. Para além dos efeitos positivos do controlo bacteriano, os antibióticos disponíveis também causam várias reacções adversas, como hipersensibilidade e imunossupressão. Para criar medicamentos antimicrobianos alternativos, a indústria farmacêutica está motivada. As plantas aromáticas que contêm óleos essenciais são uma das fontes naturais mais importantes de agentes antimicrobianos, e muitas delas são utilizadas na medicina tradicional principalmente para tratar doenças infecciosas.

Devido às crescentes preocupações de segurança em torno do consumo de antioxidantes sintéticos, é atualmente de interesse utilizar fontes de antioxidantes mais baratas e mais seguras provenientes de fontes naturais, especialmente de plantas. As plantas aromáticas são amplamente utilizadas como suplementos nutricionais[23]. Os polifenóis são os principais fitoquímicos que apresentam atividade antioxidante. As propriedades redox dos polifenóis são responsáveis pela sua atividade antioxidante, ou seja, os radicais livres, a extinção do oxigénio singlete e triplete e a decomposição dos peróxidos. Os flavonóides são a classe de compostos fenólicos mais prevalente e amplamente distribuída nas plantas.

Estes encontram-se na maioria das plantas e pensa-se que previnem os danos causados pelos radicais livres de várias formas, incluindo através da eliminação direta dos radicais livres e da inibição das enzimas que produzem radicais livres[24]. O potencial antioxidante dos extractos metanólicos de membros da Península Balcânica: Achillea crithmifolia, Artemisia absinthium, Hyssopus officinalis, Angelica sylvestris, Angelica pancicii, Tanacetum parthenium e Laserpitium latifolium estão entre as oito plantas aromáticas. A composição química da Achillea grandifolia sugere também que esta planta pode ter propriedades antimicrobianas. Bactérias patogénicas isoladas de material humano foram testadas por extractos metanólicos das plantas escolhidas. No que diz respeito à atividade antibacteriana das plantas estudadas, existe atualmente muito pouca informação disponível[24]. Consequentemente, o potencial antioxidante dos extractos metanólicos foi também investigado.

Foram examinados quanto à presença de fenóis e flavonóides. O poder redutor, que é considerado um indicador da atividade antioxidante, foi avaliado utilizando um ensaio de redução de ferro (III) a ferro (II) modificado e o ensaio de poder antioxidante redutor férrico. Tem dois métodos de poder redutor, ou seja, um ensaio de poder antioxidante redutor de ferro, um ensaio de redução de ferro (III) a ferro (II) modificado e, de acordo com o projeto experimental, cada ensaio foi realizado com três réplicas independentes e cada amostra foi medida em triplicado[23].

CONCLUSÃO

Nos ensaios, as bases de schiff sintetizadas produziram resultados encorajadores. Ninguém foi capaz de demonstrar o potencial antioxidante e a ação promissora do DPPH na atividade antioxidante total e nas experiências com triptofano. A porção 2-metoxifenol foi adicionada com sucesso a várias moléculas. Os compostos sintéticos apresentaram uma variedade de propriedades antioxidantes potencialmente benéficas. Os derivados da hidrazona e da oxima foram utilizados para semi-sintetizar três substâncias diferentes. A hidrazona demonstrou uma forte atividade antioxidante. As substâncias antioxidantes com grupos hidroxi nos seus anéis 3-aril demonstraram uma atividade notável. Verificou-se que o composto tem propriedades antioxidantes potentes. Foi demonstrado que diferentes grupos funcionais no grupo metileno na posição C-3 do núcleo do indol podem modificar a capacidade de um derivado para atuar como antioxidante. Duas experiências de atividade antioxidante demonstraram as fortes capacidades antioxidantes do composto que contém a porção de ditiocarbamato de pirrolidina. Em primeiro lugar, verificou-se que as 5,7-dimetil-3H-tiazolo[4,5-b]piridina-2-onas têm ação antioxidante. Descobriu-se que alguns dos nossos compostos eram mais eficazes quando comparados com os antioxidantes atualmente disponíveis. Descobriu-se que os extractos de plantas se distinguiam por várias concentrações de derivados do ácido cafeico, derivados adicionais do ácido cafeico e atividade antioxidante variada.Os antioxidantes naturais, quando consumidos na sua forma mais pura (ou seja, quando são extraídos de extractos brutos), têm propriedades antibacterianas elevadas. Os extractos metanólicos das folhas de Caesalpinia volkensii, Vernonia lasiopus e Acacia hockii, bem como o extrato metanólico da casca do caule destas plantas, apresentam um potencial antioxidante significativo.

Estão a ser estudadas inúmeras funções nutricionais e vantagens para a saúde dos antioxidantes produzidos a partir de alimentos e plantas medicinais. Muitas doenças complexas são prevenidas e tratadas com fórmulas medicamentosas à base de antioxidantes.

REFERÊNCIAS

1. Kizilkaya H, Dag B et al., 2020, síntese e atividade antioxidante de bases de Schiff heterocíclicas. J. chin. Chem. 67:1696-1701
2. Quan V. V et al., 2019, uma eliminação de radical hidroxila de indol 3 carbinol. ACS omega 4:19375-19381
3. Ogurtsov V, Myrko I et al., 2019, síntese de alguns novos 4- iminotiazolidina- 2- uns como possíveis agentes antioxidantes. Pharmacia 66(1):27-32
4. Jasiewicz B et al., 2018, atividade antioxidante e citotóxica de novos análogos de cafeína di e poliamina. Livre. rad. res. 52:724-736
5. Alhamed L. M. Hussein M. N. et al.,2017, caraterização da otimização de Rosmarinus officinalis. J. Essent. Oil res.29:375- 384
6. Rakesh K.P, Manukumar H. M et al., 2015, Schiff baes de derivados de quinazolinona. Bioorg med. Chem. Lett. 25:1072-1077
7. Chaban TI, Klenina O et al., 2014, síntese de algumas novas tiazolo (4,5-b)piridinas. Química e tecnologia química 89:287- 292
8. Karmakar R, Pahari P et al., 2014, phthalides and phthalans: synthetic methodologies and their applications. Chem. Rev. 114:6213-6284
9. Silveira C.C et al., 2013, síntese e atividade antioxidante de novos c 3 sulfenil indóis. Tetrahedron lett. 54: 4926-4929
10. Ignat I, Volf I et al., 2011, uma revisão crítica dos métodos de caraterização de compostos polifenólicos em frutas e legumes. Food chem, 126(4):1821-35
11. Estevao M. S et al.,2011, atividade antioxidante de derivados de indol inexplorados, síntese e rastreio. Eur. J. med. Chem. 45:4869-4878
12. Bloch mechkur et al., 2010, a radicais e iões radicais derivados de indol, indol 3 carbinol e diindolimetano. J. phys. Chem. A 114:6787-6794
13. Mariutti L. R. B. Mattos B. G. P et al., 2008, atividade sequestradora de radicais livres de extratos etanólicos de ervas e especiarias comercializadas no Brasil.Braz. arch. Biol. Technol. 51:1225-1232

14. P. Mishra, A. Mehta et al., 2005, síntese de bases de Schiff de 2 amino 5 aril 1, 3, 4 oxodiazóis. Jornal de microbiologia geral e aplicada, vol.51, n.º 2, pp. 133-141

15. S.G. Kucukguzel, F. Sahin et al., 2002, síntese, caraterização e atividade biológica de novas 4-tiazolidinonas e alguns compostos relacionados. Revista Europeia de Química Medicinal, vol.37, no. 3, pp.197-206

16. Zheng W et al., 2001, atividade antioxidante em ervas seleccionadas. J Agric food chem 49:516570

17. Parthasarathy S, et al., 1999, propriedades oxidantes e antioxidantes. Jornal de investigação sobre lípidos 40: 2143-2157

18. Re R, Pannala A et al, 1999, atividade antioxidante aplicando um ensaio melhorado de descoloração do catião radical ABTS. Radiac.biol.med.1999, 26:1231-1237

19. M. S. Blois et al., 1958, determinações de antioxidantes através da utilização de radicais livres estáveis. Nature, vol. 181,no. 4617, pp. 1199-1200

20. Brand Williams, W. Cuvelier et al., 1995, utilização de um método de radicais livres para avaliar a atividade antioxidante. LWT food sci. technol.28:25-30

Capítulo II. PROPRIEDADES ANTIULCEROSAS DE ALGUNS MEDICAMENTOS À BASE DE PLANTAS

Preethi.M, Mohamed sabiudeen.M, SenthilKumar.M *Sree Abirami College of Pharmacy, Coimbatore 21.*

INTRODUÇÃO

A mucosa ou a membrana de qualquer órgão pode ser afetada por úlceras. Estas estão frequentemente presentes na boca, no estômago e na superfície dos órgãos genitais e afectam o funcionamento normal do órgão. Devido ao ambiente ácido, as úlceras pépticas desenvolvem-se quando a mucosa do esófago, do estômago (úlceras gástricas) ou da parte superior do intestino (úlceras duodenais) é rompida[1]. Uma dor abdominal que parece estar a arder ou a roer é o sinal mais típico de uma úlcera gástrica. Além disso, o desconforto pode irradiar para o pescoço, para o umbigo ou para as costas. A úlcera em si e o ácido gástrico que entra em contacto com a úlcera e a irrita são as fontes do desconforto relacionado com as úlceras gástricas. A agonia pode durar de alguns minutos a muitas horas. As lesões dolorosas no revestimento do estômago ou do intestino delgado são conhecidas como úlceras do estômago. O sintoma mais óbvio da úlcera péptica é a úlcera gástrica[2].. Estas úlceras resultam de uma redução da camada espessa de muco que protege o estômago dos sucos digestivos, permitindo a entrada dos ácidos digestivos. As úlceras pépticas, esofágicas, arteriais, do pé diabético, venosas, genitais e da boca são as sete formas mais prevalentes. As feridas abertas, conhecidas como úlceras, podem desenvolver-se tanto interna como externamente. Uma das doenças mais típicas encontradas em todo o mundo é a úlcera péptica (PUD)[3]. A úlcera péptica está em risco por várias causas, mas as duas mais significativas são a infeção por Helicobacter pylori e os medicamentos anti-inflamatórios não esteróides (AINE)[4]. A dispepsia ou a hemorragia de uma úlcera péptica são os sintomas mais comuns dos doentes. Os três principais componentes do tratamento da úlcera péptica são a utilização de medicamentos supressores de ácido, a eliminação da H. pylori e evitar os medicamentos anti-inflamatórios não esteróides. A hemorragia de uma úlcera gástrica pode ser fatal, pelo que se recorre a medicamentos inibidores da bomba de protões administrados por via intravenosa, à hemostase endoscópica e a cuidados de suporte adequados para a tratar[5]. Se a terapia endoscópica falhar, a cirurgia e a embolização trans-arterial (TAE) são raramente necessárias. Um microrganismo é uma das razões habituais.

A membrana mucosa que cobre e protege os tecidos que revestem o estômago e o intestino delgado é um habitat popular para a bactéria Helicobacter pylori utilização regular de analgésicos específicos medicamentos adicionais[6].

PLANTAS MEDICINAIS

As plantas medicinais são atualmente consideradas como um recurso fundamental no tratamento e prevenção de uma série de doenças. Cada planta contém uma série de componentes cruciais que podem ser utilizados na indústria médica e podem estar envolvidos na criação de vários tipos de medicamentos. Muitas nações subdesenvolvidas ou mesmo ricas utilizam a fitoterapia para preservar o bem-estar humano, melhorar a saúde individual e tratar doenças específicas como a constipação comum. A equinácea, o alho, o gengibre, o gingko, o ginseng e outras ervas encontram-se entre[7]. A medicina alternativa (AM) é a prática de utilizar plantas para atingir um objetivo médico. Quase todas as culturas, nomeadamente as da Ásia e do Ocidente, utilizam a medicina alternativa. Infelizmente, a maioria das pessoas ainda tem a convicção errada de que a única medicação fiável e eficaz é aquela que vem em forma de dose (como comprimidos, cápsulas, etc.). Apesar de muitos comprimidos e cápsulas, como o paclitaxel, a digoxina e a aspirina, serem feitos de substâncias químicas vegetais e serem tomados diariamente. No passado, os nossos antepassados utilizavam plantas e ervas para dar sabor e conservar os alimentos, aliviar a dor, tratar dores de cabeça e até prevenir doenças como as epidemias. Ao longo dos tempos, os grupos humanos partilharam o conhecimento do poder terapêutico destas plantas[8]. As características biológicas das espécies vegetais utilizadas em todo o mundo para uma variedade de fins, incluindo o tratamento de doenças infecciosas, são normalmente o resultado de substâncias químicas activas criadas durante o metabolismo secundário. As plantas medicinais são fontes importantes de medicamentos à base de plantas que são utilizados em todo o mundo. As novas moléculas de medicamentos são criadas por plantas medicinais, que se encontram em ambientes como florestas, desertos, regiões polares, oceanos e ecossistemas de água doce. Qualquer planta que contenha compostos que possam ser utilizados terapeuticamente ou que sirvam de precursores para a semi-síntese de produtos quimio-farmacêuticos é considerada uma planta medicinal. A utilização de uma planta como medicamento, agente terapêutico ou componente ativo de uma preparação medicinal é inferida quando lhe é atribuída a designação de "medicinal". Devido à sua extensa atividade biológica e terapêutica, às margens de segurança mais elevadas e aos custos mais baixos, os medicamentos à base de plantas são muito procurados para os cuidados de saúde primários, tanto nos países desenvolvidos como nos países em desenvolvimento[9]. A expressão "plantas medicinais" descreve uma variedade de espécies de plantas utilizadas na fitoterapia, algumas das quais com características terapêuticas. Estas ervas terapêuticas são consideradas como uma fonte rica de produtos químicos que podem ser utilizados na síntese e desenvolvimento de medicamentos. Para além disso, estas plantas são essenciais para o crescimento das culturas humanas em todo o mundo. Além disso, algumas plantas são consideradas fontes significativas de nutrição e, como resultado, são sugeridas pelos seus benefícios medicinais. Estas plantas incluem as nozes, o gengibre, o chá verde e algumas outras. Outras plantas e os seus derivados são considerados como fontes fundamentais dos compostos activos utilizados na pasta de dentes e na aspirina. Segundo as estimativas, foram utilizadas 13.000 espécies de plantas diferentes. Um século como remédios populares por numerosas civilizações em todo o mundo. Foi publicada uma lista de mais de 20.000 plantas terapêuticas, mas provavelmente existem muitas mais[10].

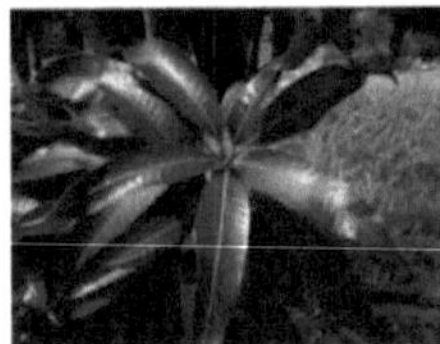

Fig 1:Mangifera Indica

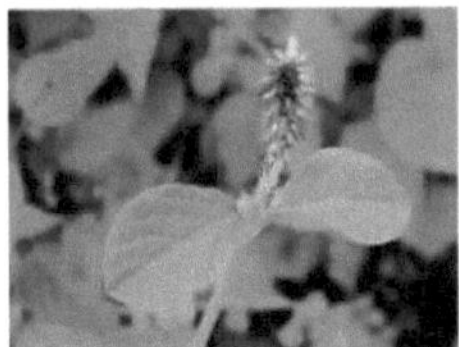

Fig 2:Achyrantes Aspera

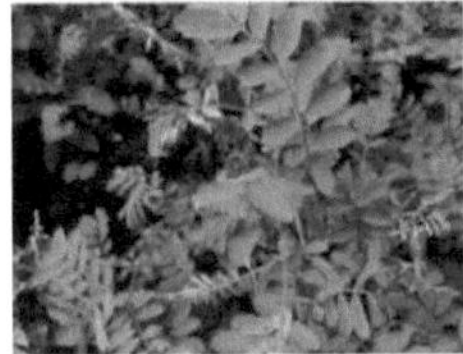

Fig 3:Tephrosia Purpurea

Dependendo dos critérios utilizados, a classificação das plantas medicinais é organizada de várias formas. Em geral, os órgãos de armazenamento das plantas medicinais, nomeadamente as raízes, as folhas, as flores, as sementes e outras partes da planta, são agrupados de acordo com os seus princípios activos. A humanidade pode beneficiar destas ideias no tratamento das doenças. Existem poucos ou nenhuns relatórios sobre a classificação das várias espécies de plantas que produzem os óleos vegetais utilizados em cosméticos, produtos para o corpo e produtos para a pele[11]. A civilização africana tem dependido das plantas medicinais desde há muito tempo, e estas são atualmente consideradas como um símbolo da rica história científica e cultural do continente. O sector farmacêutico reacendeu o interesse no desenvolvimento de suplementos nutricionais à base de plantas, produtos cosméticos à base de plantas e formulações de cuidados de saúde à base de plantas, em resposta à procura crescente de produtos à base de plantas medicinais. Por conseguinte, as plantas medicinais em África têm importância económica, para além de terem fins medicinais e culturais[12]. A procura de ervas medicinais aumentou tanto no mercado internacional como no nacional, e a venda de artigos derivados de plantas medicinais gerou lucros financeiros substanciais.

QUALEA GRANDIFLORA

Nomes populares para Qualea Grandiflora incluem "Pau-terra", "Pau-ferro", "Pau-terra-da-folha-grande" e "Pau-de-tucano". Árvores de grande porte desta espécie são comuns na região do Cerrado. Na medicina tradicional, uma decocção feita da casca de Qualea Grandiflora é usada para curar inflamações e feridas[13]. Azia e problemas digestivos são outros dois usos desta erva. A casca contém taninos e flavonóides, mas as folhas não contêm nenhum, e as sementes contêm colina. Uma das maiores zonas biogeográficas do mundo, o Cerrado Central brasileiro tem vegetação semelhante à savana e mais de 7000 espécies únicas de plantas vasculares[14]. As pessoas da região do Cerrado frequentemente empregam várias dessas plantas como remédios tradicionais para curar várias doenças. No Cerrado da região central do Brasil, a Qualea Grandiflora é uma das espécies que é frequentemente utilizada na medicina popular para curar úlceras gástricas[15]. Foi examinada a eficácia do extrato hidroalcoólico da casca de Qualea Grandiflora (HE) na prevenção e tratamento de lesões na mucosa do estômago. O índice ulcerativo causado pelo stress, Indometacina/Betanecol e solução de HCl/etanol diminuiu após a dose oral de extrato hidroalcoólico. Os resultados do modelo de Shay revelaram que o extrato hidroalcoólico não tinha qualquer impacto no pH, na acidez do estômago ou no volume, mas apenas diminuía a gravidade das lesões gástricas.

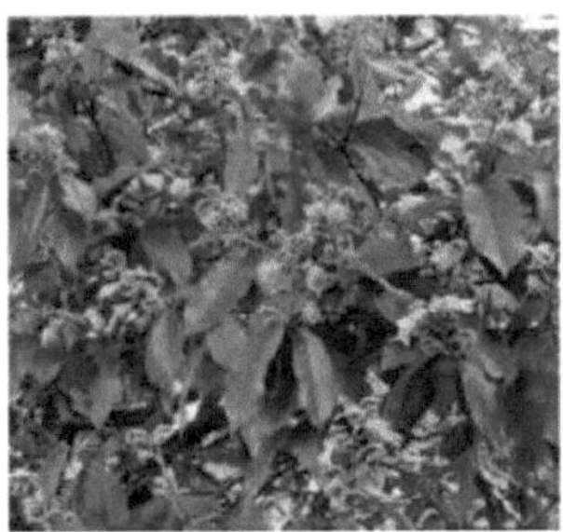

Fig 2.1:Qualea Grandiflora

Consequentemente, os nossos resultados implicam que a eficácia da Qualea Grandiflora na prevenção e tratamento de úlceras se baseia tanto na estimulação de um efeito anti-secretor como na capacidade de estimular a formação de muco, um componente crucial da gastroprotecção[16].

VERNÓNIA CONDESATA

Vernonia Condesata Baker (Asteraceae) também é conhecida como "BoldoBaiano", "Alum", "Figatil" e "Necroton" no Brasil. Outros nomes comuns para esta planta incluem "BoldoBaiano", "Alum" e "Figatil". Os usos tradicionais das folhas de V. Condensata incluem as suas propriedades analgésicas, anti-inflamatórias, antipiréticas, antianémicas e antibacterianas, bem como as suas propriedades tónicas para o fígado[17]. No entanto, a sua principal função é como medicamento antiulcerogénico, que também é usado para tratar a dispepsia. Uma breve pesquisa na internet com as frases "Lcera" e "Boldo-Baiano (Vernonia)" encontrou mais de 2000 sites, o que demonstra a sua ampla utilização no tratamento de úlceras gástricas. O Sistema Único de Saúde (SUS) está interessado em espécies vegetais com potencial para avançar no setor terapêutico e produzir fitoterápicos, e a V. Condensata está nessa lista conhecida como "Renisus". O "Formulario de Fitoterapicos da FarmacopeiaBrasileira" também lista esta espécie[18]. Na medicina tradicional, as folhas de Vernonia Condensata Baker são frequentemente usadas para curar dispepsia e úlceras estomacais. Esta espécie, segundo o Sistema Único de Saúde, tem potencial para se tornar um novo produto fitoterápico com uso terapêutico.

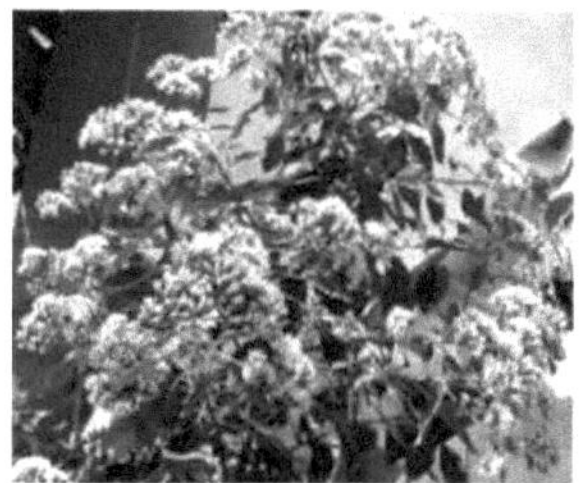

Fig 2.2 Vernonia Condensata Baker

A utilização de etanol e indometacina para criar modelos de úlcera permitiu aos investigadores avaliar o potencial gastroprotector do CEEV. O modelo de úlcera induzida por ácido acético foi utilizado para avaliar os níveis oxidativos (glutatião reduzido e níveis de hidroperóxido lipídico, bem como a atividade da superóxido dismutase e da catalase), parâmetros inflamatórios [mieloperoxidase (MPO)] e conteúdo de mucina. O efeito de cicatrização gástrica foi então avaliado neste modelo[19]. Utilizando mecanismos colinérgicos e gastrinérgicos para diminuir a secreção gástrica, o extrato de V. Condensata tem propriedades gastroprotectoras. Além disso, demonstra propriedades citoprotectoras que incluem atividade antioxidante, um aumento de muito conteúdo e uma inibição da migração de neutrófilos[17]. Para a prevenção e o tratamento das úlceras gástricas, esta planta medicinal pode, portanto, ser uma fonte natural adequada.

CENTELLA ASIATICA

A família Umbelliferae (Apiaceae) inclui a trepadeira herbácea clonal e perene conhecida como Centella Asiatica. O tratamento da hipertensão e a purificação do sangue envolvem as pessoas de Centella Asiatica, bem como a melhoria da memória[20]. Além disso, revitaliza as células cerebrais e os neurónios, como indicado na Ayurveda. Os triterpenos como o asiaticosídeo, o madecassosídeo, o ácido asiático e o ácido madecássico são elementos químicos cruciais responsáveis pela eficácia medicinal. Como evidenciado por um aumento da função hepática e uma diminuição das úlceras gástricas ligadas à H. pylori, o tri-terpenóide da Centellaasiatica tem um impacto substancial no tratamento de perturbações digestivas. O extrato de Centellaasiatica foi obtido da Natural Hub em Nova Deli, a lecitina de soja da Yarrow Pharma, o DCM (diclorometano) e o N-Hexano da Fisher Scientific em Mumbai e o metanol, etanol, N-Octanol ou DMSO (dimetilsulfóxido) da Loba. Os restantes reagentes e solventes eram todos de grau analítico[21]. A Centellaasiatica foi medida com precisão, colocada em 4 balões volumétricos separados de 100 ml e depois dissolvida independentemente em água, metanol, tampão fosfato de pH 7,4 e solução hidroalcoólica. O volume foi então ajustado para a quantidade desejada. Descobriu-se que cada solução continha 1000 microgramas da solução-mãe por mililitro.

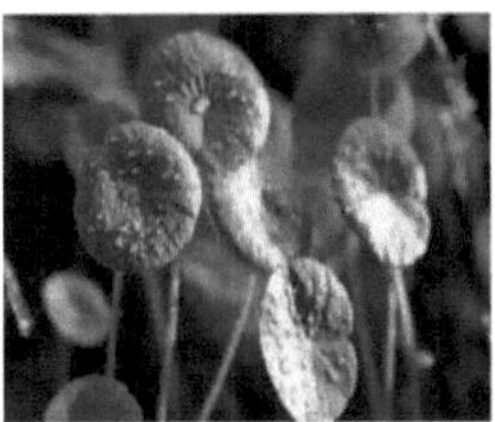

Fig 2.3: CentellaAsiatica

Observou-se que os fitossomas com atividade anti-úlcera neutralizam significativamente o ácido em comparação com o extrato padrão e hidroalcoólico de Centellaasiatica[22]. O F3 possui notáveis benefícios anti-inflamatórios, gastroprotectores e farmacológicos anteriores com menos efeitos secundários e maior adesão do doente. A Centellaasiatica, que contém atividade antioxidante e atividade gastroprotectora, é formulada sob a forma de fitossomas. Este novo método melhora o perfil de biodisponibilidade do fármaco e o fármaco que é mal absorvido[20]. Ao remover os radicais livres da circulação sanguínea, apoia o embarque e ajuda a regular a saúde, a prevenir a doença e a apoiar a longevidade.

OSYRIS QUANDRIPARTIA DECNE

Mais de 34 espécies compõem o género Osyris, que é um membro da família Santalaceae. OsyrisQuadripartita (OQ) Salzm.exDecne, também conhecida por qeret em amárico e wato em afaan-oromo, é uma árvore ou arbusto dioico, de folha perene, com numerosos ramos, alguns dos quais por vezes pendentes, e que atinge uma altura de 1-7 metros. Embora possa crescer e viver livremente, é hemiparasita e pode oportunisticamente penetrar nos sistemas radiculares das plantas circundantes e parasitá-las[23]. Cresce entre 1600 e 2900 metros acima do nível do mar em matos, bosques degradados e encostas rochosas. Wild tea plant é o nome comum da planta, que é nativa da Ásia, Sudoeste da Europa e África. Encontra-se disponível em abundância na Etiópia4 e é tradicionalmente utilizada para tratar o cancro, dores de dentes e úlceras pépticas. No mês de janeiro de 2016, a região de Gondar, na Etiópia, produziu folhas frescas de Osyris Quadripartita Salzm. Ex Decne. (Santalaceae)[24]. O Sr. MelakuWondafirash, um etnobotânico do Departamento de Biologia e Gestão da Biodiversidade da Universidade de Addis Abeba (AAU), estabeleceu a identificação taxonómica, e o espécime de voucher foi depositado no Herbário Nacional da Universidade de Abeba com o número de voucher atribuído como Mastewal 001.Com um pequeno ajuste, o processo de extração foi realizado de acordo com as instruções de Girmaet al. 10. As folhas recém-desenvolvidas de Osyris quadripartita foram devidamente limpas, deixadas a secar ao ar à temperatura ambiente e à sombra, e depois moídas até se transformarem num pó grosseiro utilizando um almofariz e um pilão. Até à extração, o pó foi mantido num frasco castanho com uma tampa apertada[25]. O extrato bruto hidroalcoólico foi então produzido macerando 600 g desta planta grosseiramente moída durante 3 dias à temperatura ambiente, agitando ocasionalmente em metanol a 80%. O filtrado e o bagaço foram separados com um papel de filtro após 72 horas, tendo o bagaço sido novamente macerado duas vezes. Juntar os filtrados e deixar evaporar o álcool numa estufa.

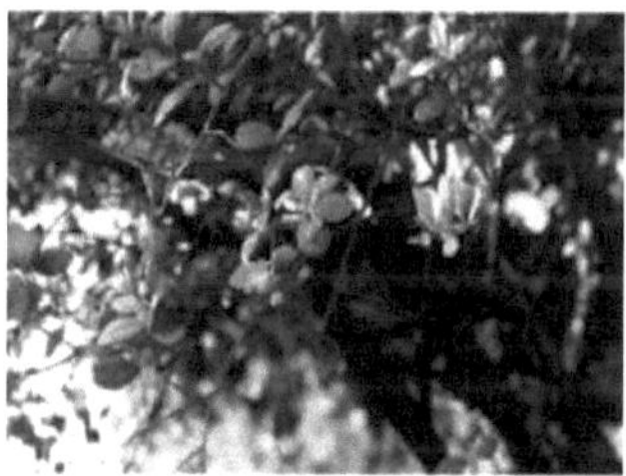

Fig 2.4: OsyrisQuadripartitaDecne

Os resultados desta investigação demonstram que OsyrisQuadripartitaDecne tem uma ação farmacológica anti-úlcera e que não existe toxicidade aguda oral nos níveis utilizados. A sua eficácia é comparável à dos medicamentos comuns, sendo preferíveis várias administrações a uma dose única[23]. Um ou mais dos fitoquímicos descobertos podem ter propriedades anti-secretoras e citoprotectoras que contribuem para as suas acções anti-úlcera. Como resultado, a investigação atual apoia a utilização de OsyrisQuadripartitaDecne para a úlcera gastrointestinal na medicina popular etíope. No futuro, a investigação concentrar-se-á no isolamento de fitoquímicos específicos e na explicação dos seus mecanismos de ação[24].

PASPALUM SCROBICULATUM LINN

A planta Poaceae PaspalumScrobiculatum Linn é reconhecida como a verdadeira fonte botânica da Kodrava. É frequentemente designada por "Kodo millet". Na Índia, é uma pequena cultura de cereais, mas no planalto de Deccan é uma cultura significativa. De um modo geral, Tamil Nadu, Karnataka, Gujarat, Madhya Pradesh e Chhattisgarh são os únicos estados da Índia onde é cultivado.

Diz-se que este grão tem várias características médicas, incluindo efeitos antidiabéticos, calmantes, anti-reumáticos e cicatrizantes[26]. Tem uma longa história de utilização para doenças como a diabetes, a tensão arterial elevada, a depressão, a cicatrização de feridas, o cancro, a hiperlipidemia, as infecções microbianas, a inflamação, as hemorragias e a fraqueza geral. As sementes de Paspalumscrobiculatum contêm taninos, compostos fenólicos, terpenóides, glicosídeos, aminoácidos, óleo e gordura fixos, saponinas, flavonóides, proteínas e hidratos de carbono, de acordo com a análise fitoquímica[27]. As sementes de Paspalum Scrobiculatum Linn. foram obtidas de agricultores de Manavelugu Vintage em Andhra Pradesh. Em Oruvathilkotta, as plantas foram cultivadas e colhidas. Trivandrum. O Dr. T.S. Swapna, Professor e Diretor do Departamento de Botânica da Universidade de Kerala, Kariavattom, certificou as plantas utilizadas no estudo. Para eliminar qualquer resto de humidade, as sementes foram lavadas com água e secas à sombra[28]. Para facilitar a extração, as sementes foram pulverizadas e guardadas num recipiente hermético. O material vegetal seco e triturado foi filtrado num peneiro número 60. O pó grosso foi então recolhido. Para remover os componentes gordos, utilizou-se primeiro éter de petróleo para extrair as sementes em pó a temperaturas entre 60 e 800 graus. De acordo com a investigação fitoquímica preliminar, o extrato de sementes de Paspalumscrobiculatum contém esteróides ou triterpenóides, glicosídeos, hidratos de carbono, proteínas, aminoácidos, taninos e fenóis[26]. Alguns fitoconstituintes derivados de plantas terapêuticas têm as seguintes propriedades: ação antiulcerogénica, com uma série de mecanismos em ação. Devido às suas propriedades anti-secretoras, citoprotectoras, antioxidantes, anti-inflamatórias e anti-H.pylori, os compostos fenólicos e os flavonóides têm um impacto antiulceroso.

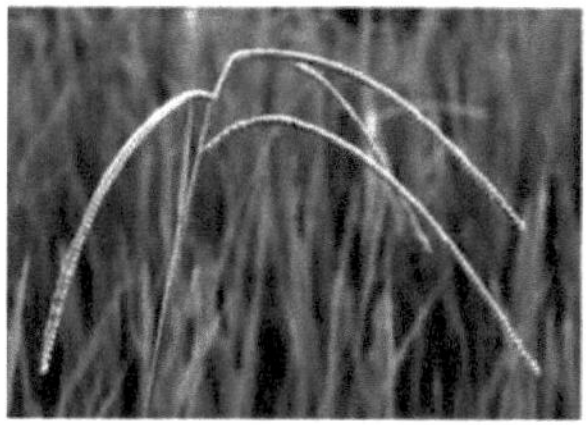

Fig 2.5.1: PaspalumScrobiculatum

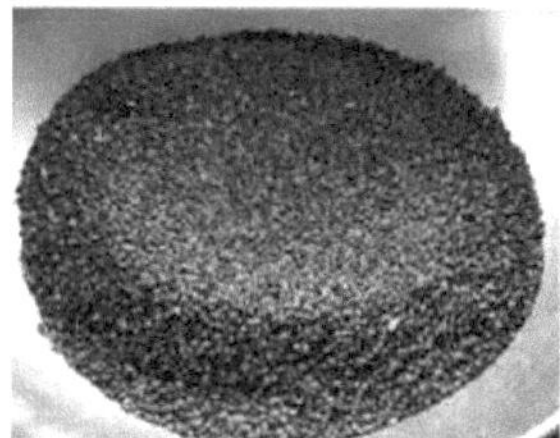

Fig 2.5.2:Semente de PaspalumScrobiculatum

Em comparação com o grupo de controlo, o PaspalumScrobiculatum reduziu significativamente o volume do estômago, a acidez livre e a acidez total, indicando uma ação anti-secretora. A enzima H + -K + - ATPase pode ser inibida, o que explicaria a atividade anti-secretora. Para avaliar o impacto gastroprotector dos medicamentos experimentais, são frequentemente utilizadas medidas como o índice de úlcera e a percentagem de inibição[27]. Quando comparadas com o grupo de controlo, a dose baixa (200 mg/kg) e a dose alta (400 mg/kg) de Paspalumscrobiculatum diminuíram significativamente o índice de úlcera e melhoraram a percentagem de inibição, demonstrando um efeito gastroprotector. Verificou-se que o extrato hidroalcoólico das sementes de Paspalumscrobiculatum tem um forte efeito anti-úlcera, que pode estar relacionado com uma ou mais das propriedades citoprotectoras e anti-secretoras dos fitoquímicos descobertos[28].

FICUS PUMLA LINN

Uma planta diferente do género Ficus, FicusPumila L. da família Moraceae, foi escolhida para esta investigação. Trata-se de um arbusto escandente com folhas coriáceas sempre verdes que é tipicamente cultivado entre árvores e em terrenos quebrados. Historicamente, alguns anciãos de Okinawa bebiam as folhas da planta como bebida ou utilizavam-na como erva medicinal de valor inestimável para tratar diabetes, tonturas, tensão arterial elevada e nevralgias[29]. A FicusPumila L. foi objeto de numerosas investigações, incluindo análises fitoquímicas, que confirmaram a existência de triterpenos, esteróis, flavonóides, glicosídeos e hidratos de carbono. A apigenina, a luteolina, a rutina, a genisteína, a hesperidina, a astragalina, a isoquercitrina e a crisina foram alguns dos elementos significativos isolados nos trabalhos anteriores. Embora existam numerosas outras espécies deste género, incluindo Ficusdeltoidea, Ficusbengalenesis, Ficusnervosa , Ficusreligiosa, Ficusarnottiana, a atividade anti-úlcera de Ficuspumila L. nunca foi estudada, pelo que o presente estudo foi iniciado para avaliar a atividade anti-úlcera de um extrato etanólico das folhas da planta[30]. As folhas de Ficuspumila L. foram colhidas no campus do Nandha College em Erode, Tamil Nadu. O taxonomista Dr. G.V.S. Murthy, do Botanical Survey of India, Tamilnadu Agricultural University Campus (TNAU), Coimbatore, identificou e verificou a planta. Para uso futuro, o espécime foi depositado no herbário do Campus da Universidade Agrícola de Tamilnadu. As folhas foram secas à sombra, moídas e extraídas num dispositivo de soxhlet utilizando etanol a 70% como solvente até à extração completa[31]. De acordo com os procedimentos aceites, a presença dos principais elementos fitoquímicos foi avaliada qualitativamente no extrato etanólico bruto acabado de fazer de Ficuspumila L.

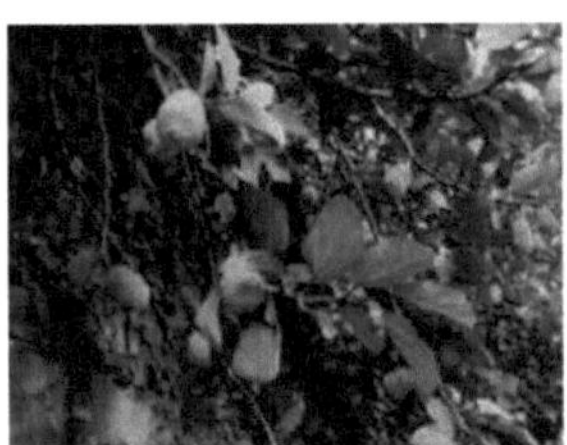

Fig 2.6: FicusPumla Linn

De acordo com os resultados desta investigação, o extrato de folhas de F. pumila L. tem uma forte ação antiulcerosa em modelos animais. Quando comparado com os medicamentos de referência Omeprazol e Sucralfato, apresenta uma ação muco-protetora e propriedades anti-secretoras gástricas. A presença de flavonóides é provavelmente a causa da ação anti-úlcera[29]. Para descrever e investigar a atividade biológica das substâncias químicas presentes no extrato, estão a ser realizadas mais investigações.

FICUS RELIGIOSA

Na medicina tradicional malaia e ayurvédica, a Ficus Religiosa é utilizada para curar uma variedade de doenças, incluindo úlceras gástricas. Tendo em conta as afirmações acima mencionadas, o presente estudo foi realizado para confirmar a capacidade anti-úlcera do extrato etanólico da casca do caule de F. religiosa contra a úlcera gástrica induzida por indometacina in vivo e pelo stress provocado pelo frio, bem como em experiências de ligadura do piloro. Em todos os ensaios utilizados, o extrato (100, 200, e 400 mg/kg) diminuiu significativamente (P 0,05) o índice de úlcera[32]. O extrato também aumentou significativamente (P0.05) o pH do ácido gástrico enquanto reduziu a quantidade de suco gástrico e as acidezes total e livre. Em conclusão, o presente estudo apoia as aplicações tradicionais, fornecendo informações preliminares sobre o potencial antiúlcera da casca do caule da F. religiosa. Uma das plantas que tem sido historicamente empregue em Ficusreligiosa L. é um membro da família de plantas que tem sido utilizada como remédio popular na Índia e na Malásia para curar úlceras gástricas. Moraceae. 'Pokokarasuci' e 'Peepal tree' são os nomes pelos quais é conhecida entre os indianos e os malaios, respetivamente. A F. religios a é uma enorme árvore de folha caduca que é frequentemente plantada perto de templos e está espalhada por toda a Índia. Tem poucas ou nenhumas raízes aéreas[33]. De acordo com Rashankar e Shukla e Uma et al., é tradicionalmente utilizada para tratar gonorreia, diarreia, disenteria, leucorreia, menorragia, bem como hemorróidas, úlceras e gastrohelcoses.

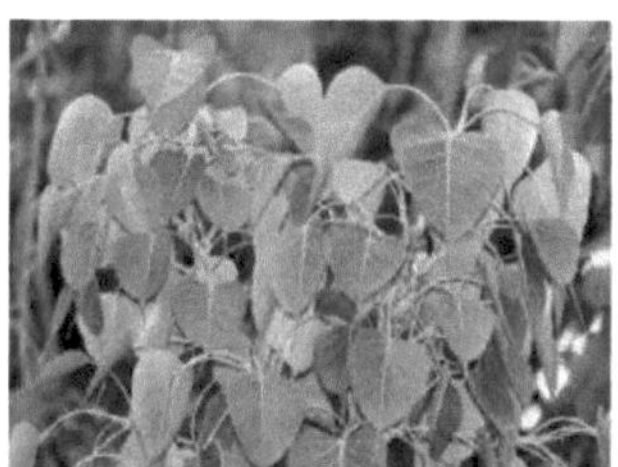

Fig 2.7 FicusReligiosa

Além disso, o extrato aquoso da casca de F. religiosa, que continha hidratos de carbono, taninos, flavonóides e substâncias polifenólicas, demonstrou um efeito anti-diabético que está relacionado com o seu forte potencial antioxidante. Além disso, o extrato etanólico da casca de F. religiosa demonstrou ter atividade antibacteriana contra Bacillus cereus, propriedades anti-inflamatórias, analgésicas e antiperoxidação lipídica, enquanto os extractos metanólico, seguido de clorofórmio e aquoso, foram eficazes contra Escherichia coli enterotoxigénica[34]. O processo de extração foi realizado em conformidade com a metodologia de Oktay et al. Em suma, depois de recolhida durante 15 dias, a casca do caule da F. religiosa foi pulverizada e seca à sombra. Num aparelho de Soxhlet, 0,95 kg de material de droga em pó foi extraído com etanol puro a 99% numa proporção de 1:2 (p/v). Num rotavapor, o material extraído foi seco e a massa seca foi pesada e registada[32]. A percentagem de rendimento foi calculada. O peso do extrato bruto seco obtido foi de cerca de 0,16 g e a percentagem de rendimento foi de 17,16%. Em resumo, este trabalho revelou pela primeira vez provas preliminares de que a casca da F. religiosa apresenta fortes propriedades anti-úlcera em modelos animais. Os seus efeitos na neutralização do ácido e anti-secretores do estômago são semelhantes aos do medicamento de referência ranitidina. As substâncias bioactivas, incluindo flavonóides, saponinas e taninos, são provavelmente responsáveis pela ação anti-úlcera[34]. É necessária investigação adicional para determinar o mecanismo exato subjacente à capacidade do extrato para curar e proteger as úlceras, bem como para identificar os elementos químicos responsáveis por este efeito.

TOONA CILIATA ROEMER

A Toonaciliata Roemer, um membro da família Meliaceae, está amplamente distribuída por todo o trato dos Himalaias, desde o Indo para leste até aos Nilgiris e Anamalans, bem como outras colinas da Península Ocidental, Chittagang, Assam, Birmânia, Chotanagpur, Ganjam e os Ghats Ocidentais de Bombaim[35]. A planta encontra-se nas regiões mais quentes da Índia. A madeira da árvore imponente é matizada. Folhetos 8-30, oblongos obliquamente (ou lanceolados), agudamente acuminados, glabros, brilhantes, inteiros (ou serrilhados), folhas com 25-45 cm de comprimento. As flores brancas são transportadas em panículas terminais que se inclinam. Cápsula octogonal, coriácea, de cinco células, septifragmentada e com cinco valvas. As sementes são comprimidas e têm duas asas. De março a agosto, os frutos e as flores são visíveis. As flores foram historicamente utilizadas como emenagogo para tratar problemas de menstruação[36]. A casca tem um forte efeito adstringente e é útil no tratamento de vários tipos de úlceras, reumatismo, febre, tónico e disenteria crónica. A casca em pó pode ser aplicada externamente para tratar úlceras, lepra, febre, dores de cabeça, problemas sanguíneos, efeitos cardiotónicos, efeitos afrodisíacos, efeitos anti-helménticos, sarna e como expetorante. A cedrelona da madeira do coração foi encontrada em estudos fitoquímicos, juntamente com a quercetina, o P-sitosterol, o ácido gálico, o ácido protocatequético, o ácido p-hidroxibenzóico, o ácido clorogénico, o ácido caféico, o ácido vanílico, o ácido siríngico, o ácido ferúlico, o sesquiterpeno, os cicloartenos e o estigmasterol[37]. Os ratos foram utilizados para testar a eficácia anti-úlcera do extrato etanólico de Toonaciliata Roemer (madeira de coração) contra três tipos diferentes de úlceras: citoprotector (produzido por HCl-etanol), úlceras gástricas provocadas por aspirina mais ligadura pilórica e úlceras induzidas por stress de imersão em água. Nos três modelos, descobrimos que o extrato de Toonaciliata, administrado oralmente a uma dose de 300 mg/kg, reduziu significativamente a ocorrência de úlceras[35]. O índice de úlcera, a acidez livre, a acidez total e o volume do estômago foram todos significativamente reduzidos no extrato etanólico de Toonaciliata. Além disso, o extrato da planta demonstrou uma ação gastroprotectora (52,94%), em comparação com 94,85% para o medicamento comum sucralfato. A Asthagiri Herbal Research Foundation [AHRF 05] Chennai-59 recebeu o voucher do espécime de Toonaciliata M.J. Roem (Meliaceae) que foi depositado em setembro de 2000 depois de ter sido colhido nos Ghats Ocidentais do Sul da Índia. O Dr. Venkatasubramanian do Institute of Forest Genetics and Tree Breading (IFGTB) em Coimbatore verificou a autenticidade do cerne[36]. O extrato de etanol de Toonaciliata reduziu significativamente o volume do estômago, a acidez livre, a acidez total e a pontuação da úlcera em úlceras gástricas induzidas por aspirina e ligadura pilórica.

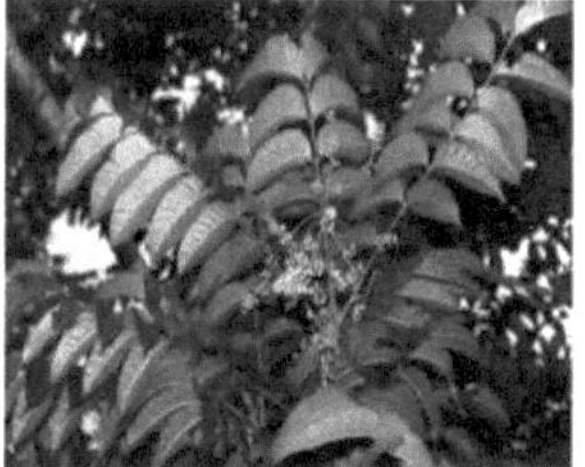

2.8 ToonaCiliata

O extrato etanólico da Toonaciliata mostrou uma eficácia de 100% em termos de percentagem de inibição da úlcera quando comparado com o controlo. Foram necessários apenas dois mililitros da combinação HCl-etanol administrados por via oral por animal para provocar uma úlcera[35]. Os extractos etanólicos de Toonaciliata demonstraram o mecanismo anti-secretor reduzindo o volume do estômago, a acidez livre, a acidez total e o índice de úlcera num modelo de úlcera gástrica induzida por ligadura do piloro com aspirina. Para testar o mecanismo anti-secretor, a ranitidina é o controlo convencional neste caso[36]. Uma vez que o desenvolvimento de úlceras está estreitamente correlacionado com características como a diminuição da capacidade do estômago e a diminuição da acidez livre e total, o parâmetro do índice de úlcera foi utilizado para avaliar a atividade antiulcerosa.

PIPER UMBELLATUM

Pothomorpheumbellata (L.)Miq. e Pothomorphedombeyana são sinónimos de Piper umbellatum L. (Piperaceae), de acordo com Tropicos. Pothomorphesubpeltata (Willd.)Miq., Pothomorphedombeyana Miq., Pothomorphesubpeltata (Willd.) Miq. As espécies seguintes são ervas lenhosas ou arbustos que se encontram na América do Norte e Central, México, ilhas do oeste da Índia e América do Sul: Miq.,Lepianthesumbellata (L.) Raf.,Heckeriaumbellata (L.) Kunth., Heckeriasubpeltata (Willd.) Kunth, Peperomiaumbellata (L.)Kunth, Piper subpeltumWilld., Piper postelsianum Maxim. e Piper peltatum Ruiz &Pav[38]. Pode ser encontrada em todo o Brasil, mas é especialmente prevalente nas zonas fitogeográficas da Amazônia, do Cerrado brasileiro e da Mata Atlântica. É também referida como "capeba", "txuxanpeinimeraua" e "txuxanpeitaxipa" em Pinyin, onde é muitas vezes conhecida como "hujiao". Em três continentes, a P. umbellatum é amplamente utilizada para vários fins, como Roesch observou. Estes incluem o tratamento de doenças do sistema respiratório, urinário e digestivo. Na região de Bangangte, nos Camarões ocidentais, o macerado das suas folhas é utilizado para tratar úlceras pépticas[39]. Além disso, o fruto de P. umbellatum é considerado uma iguaria e é consumido regularmente em muitos países, enquanto as suas folhas são utilizadas como legume ou tempero. Para além dos seus benefícios culinários e terapêuticos, a planta é utilizada em cerimónias mágicas de cura em toda a África Central.As regiões brasileiras com a Amazónia, a Savana e a Mata Atlântica albergam o arbusto Piper umbellatum L. (Piperaceae)[40]. Em várias nações, é amplamente utilizado na medicina popular, principalmente para o tratamento de problemas estomacais. O objetivo deste estudo foi avaliar em ratos experimentais as propriedades gastroprotectoras e anti-úlcera do extrato hidroetanólico das folhas de P. umbellatum. Além disso, foi avaliada a atividade anti-Helicobacter pylori do extrato. Para obter o HEPu, as folhas de P. umbellatum foram maceradas numa solução hidroetanólica a 75%. Utilizando modelos de rato de úlceras gástricas causadas por etanol acidificado (agudo) e ácido acético (crónico), foram avaliadas as propriedades gastroprotectoras e cicatrizantes do HEPu. Utilizando as estirpes H. pylori cagA+ e vacA+, foi utilizada uma experiência de microdiluição em caldo in vitro para avaliar a atividade anti-H. pylori. Medindo as quantidades de malondialdeído, glutatião, uma enzima antioxidante (catalase) e parâmetros secretórios gástricos - bem como sulfidrilas não proteicas como o glutatião - no tecido gástrico, foi avaliado o provável mecanismo de ação do HEPu[38].

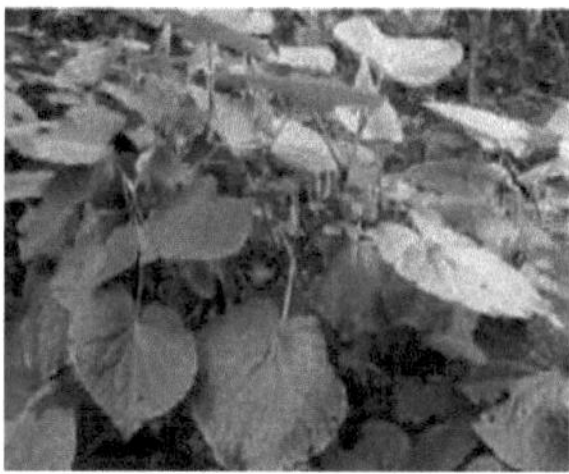

2.9 Folha de PiperUmbellatum

Os resultados das experiências in vivo e in vitro apoiam a utilização generalizada das folhas de P. umbellatum no tratamento de úlceras pépticas. A ação gastroprotectora e curativa da HEPu é mediada por múltiplos mecanismos, tais como mecanismos antioxidantes, efeito anti-secretor, anti-inflamatório e regeneração da mucosa[39]. Não depende da atividade anti-H. pylori, pensando-se que os flavonóides como a quercetina e a rutina são os prováveis responsáveis pela atividade farmacológica.

CISSUS SETOSA

A Cissussetosa, uma erva prostrada pertencente à família Vitaceae, cresce em toda a Índia, especialmente nas regiões áridas, e tem uma variedade de utilizações medicinais. Com base nos relatórios de utilização fornecidos pelas tribos Thoda dos Ghats Ocidentais da Índia e no fator de consenso dos informadores, que foi desenvolvido. De acordo com Venkatachalapathi et al., esta espécie tem o melhor historial no tratamento de úlceras pépticas. Em algumas zonas de Tamil Nadu, na Índia, os curandeiros locais também utilizam as secções aéreas para tratar úlceras[41]. Além disso, a folha é um estimulante que é aplicado externamente para ajudar na expulsão de vermes da Guiné e utilizado no tratamento de cancros indolentes. Os extractos alcoólicos das partes aéreas têm propriedades antibacterianas, hipotensivas e espasmolíticas. Para provocar a supuração, as secções aéreas são torradas, untadas e depois aplicadas em furúnculos. Também foi sugerido que esta planta tem fortes propriedades antioxidantes e antibacterianas no nosso trabalho anterior[42]. Embora seja utilizada no sistema médico convencional, as suas qualidades farmacológicas, em particular a sua propriedade antiulcerosa, não foram investigadas em pormenor num contexto clínico. Consequentemente, o objetivo da presente investigação foi investigar a eficácia de um extrato metanólico das partes aéreas de C. setosa em úlceras estomacais em modelos animais que foram causados por ligadura do piloro e etanol[43]. Utilizando um aparelho de soxhlet (60-800 C), as partes aéreas de C. setosa que foram colhidas nas colinas de Palani em Tamil Nadu, na Índia, foram secas à sombra, grosseiramente pulverizadas e extraídas com metanol (50 g/250 mL). O extrato foi então seco e concentrado, tendo sido armazenado a 4 C até ser novamente necessário. Foi retirado quatro horas após a ligadura pilórica e centrifugado durante dez minutos a 3000 rpm. O volume do sobrenadante foi dado em mL/kg de peso vivo, ou seja, a quantidade de suco gástrico[41]. Após a utilização de um medidor de pH para avaliar o pH do suco, este foi testado para uma série de características bioquímicas.

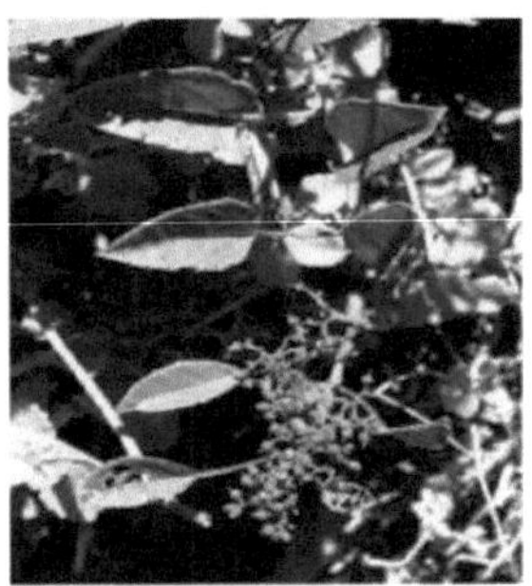

2.10 CissusSetosa

Além disso, o pH do sumo gástrico aumentou e tornou-se menos ácido. Também faz sentido salientar que não foram relatadas fatalidades após a exposição a doses extremamente elevadas de extrato metanólico de C. setosa, o que apoiou ainda mais o perfil de segurança da matéria-prima quando utilizada para fins medicinais e futuras investigações em modelos in vivo[42]. Como resultado, o extrato metanólico da espécie pode ser a única fonte de medicamentos antiulcerosos de ponta. No entanto, falta ainda uma investigação exaustiva sobre a separação dos ingredientes activos desta espécie e o modo de ação subjacente que lhe confere as suas propriedades antiulcerosas. Uma planta medicinal indígena chamada Cissussetosa é frequentemente utilizada para tratar úlceras gástricas[43]. No presente estudo, a ligadura do piloro e o etanol foram utilizados para testar as propriedades antiulcerosas do extrato metanólico da parte aérea de C. setosa em ratos experimentais. O extrato foi administrado em doses de 200 durante três dias, e 400 mg/kg b.w. por via oral. No entanto, doses maiores do extrato acabaram por diminuir a ligação do piloro e as aberrações induzidas pelo etanol que causam úlceras no estômago, conforme determinado pelos seus parâmetros bioquímicos alterados, tais como a acidez livre, a acidez total, os hidratos de carbono totais, a proteína total e a atividade da pepsina[41]. Além disso, uma análise macroscópica do estômago do rato revelou que o pré-tratamento com o extrato metanólico reduziu significativamente a ligação do piloro e as úlceras induzidas pelo etanol. De acordo com o presente estudo, a eficácia dos extractos metanólicos de C. setosa no tratamento de doenças gastrointestinais é evidentemente apoiada pelos nossos resultados, dando apoio farmacológico à aplicação folclórica que foi proposta.

CONCLUSÃO

Em suma, os nossos resultados implicam que o potencial da Qualeagrandiflora para promover a síntese de muco - um componente crucial da gastroprotecção - bem como a indução de um efeito anti-secretor são responsáveis pela maior parte da sua eficácia tanto na prevenção como na cura de úlceras. Os resultados desta investigação validam que a OQ tem uma ação farmacológica antiulcerosa e não apresenta toxicidade aguda oral nos níveis utilizados. A presente investigação encontrou um forte efeito anti-úlcera no extrato hidroalcoólico das sementes de Paspalumscrobiculatumseeds.Podemos inferir a partir deste trabalho que o extrato etanólico do extrato das folhas de F. pumila L. exibe fortes propriedades anti-úlcera.Em suma, este trabalho revelou evidências preliminares pela primeira vez que a casca de F. Quando considerado como um todo, este estudo cumpriu eficazmente o seu objetivo de fornecer confirmação científica para a aplicação das partes aéreas de C. setosa. De uma forma dependente da concentração, o extrato metanólico das partes aéreas desta espécie mostrou efeitos preventivos contra úlceras gástricas induzidas por piloro e etanol. Além disso, o pH do suco gástrico mostrou-se aumentado e menos ácido.

REFERÊNCIA

1. Lanas A, Chan FKL.et al., Peptic ulcerdisease. Lancet. 2017;390(10094):613-624

2. Yuan Y, Leontiadis etal.,GI. Hemorragia gastrointestinal superior relacionada com úlcera vs hemorragia gastrointestinal superior sem úlcera e sem varizes Alimentary Pharmacology and Therapeutics. 2019;49(6):818-819

3. Adam V, Barkun AN. et al., Estimates ofcosts of hospital stay for variceal and nonvariceal upper gastrointestinal bleeding in the United States. Value in Health. 2008;11(1):1-3

4. Sandler RS, Everhart JE, Donowitz M, Adams E, Cronin K, Goodman C,et al. The burden of selected digestive diseases in the United States.Gastroenterology. 2002;122(5):1500-1501

5. Everhart JE, Kruszon-Moran D, Perez-Perez GI, Tralka TS, McQuillanG. Seroprevalência e diferenças étnicas na infeção por Helicobacter pylori entre adultos nos Estados Unidos. Journal of Infectious Diseases.2000;181(4):1359-1363

6. Salih BA. Infeção por Helicobacter pylori nos países em desenvolvimento: Saudi Journal of Gastroenterology. 2009;15(3):201-207

7. Hirasuna JD, Shelub I, Bolt RJ.Hiper-histaminemia e úlcera péptica. Western Journal of Medicine. 1979;131(2):140-143

1. Hilton D, Iman N, Burke GJ, Moor A, O'Mara G, Signorini D, et al. Ausência de dor abdominal em pessoas idosas com úlceras endoscópicas: A prospective The American Journal of Gastroenterology. 2001;96(2):380-384

9. Yudharaj P. et al. Importância e usos de plantas medicinais - uma visão geral, International Journal of Preclinical & Pharmaceutical Research. 2016; 7(2): 67-73.

10. Krishnaiah D, Rosalam S, Nithyanandam R. Uma revisão do potencial antioxidante das espécies de plantas medicinais. Food, 89(3), 2011, 217-233.

11. Wright CJ, et al. Herbal medicines as diuretics, a review of the scientific evidence, Journal of Ethnopharmacology, 114(1), 2007, 1-31.

12. Shree Devi MS. Toxicidade aguda e atividade diurética dos extractos de casca de Mangiferalndica Linn. Jornal Internacional de Ciências Farmacêuticas e Biológicas, 2(3), 2011, 141-146.

13. Pantoja CV, et al. Purificação e bioensaios de uma fração diurética e natriurética do alho. Journal ofEthnopharmacology, 70, 2000, 35-40.

14..H. Kushima , C.H. Pellizzon, et al.,Qualeagrandiflora, uma planta medicinal do Cerrado brasileiro apresenta uma importante atividade antiulcerosa,Journal of Ethnopharmacology,2006,207-214.

15 T. Mizui et al.,Effect of polyamines on acidified ethanol-induced gastric lesions in rats. Jornal Japonês de Farmacologia, 1983, 65-70.

16 M. Ishihara et al., Influence of aging on gastric ulcer healing activities of cimetidine and omeprazole ,European Journal of Pharmacology ,2002,301-310.

17 E.M. Galati et al.,Estudo sobre o aumento da produção de muco gástrico em ratos tratados com Opuntiaficusindica (L) Mill. clodode Journal of Ethnopharmacology,2002,205-214.

18 .M. A. Abdulla, F. H. AL-Bayaty et al.,Anti-ulcer activity of Centellaasiatica leaf extract against ethanol-induced gastric mucosal injury in rats,Journal of Medicinal Plants Research,2010, 1253-1259.

19 . De Pasquale R, Germano MP, Keita A, Sanogo R, LaukL, Antiulcer activity of Pteleopsissuberosa. J. Ethnopharmacol, 1995: 55-58.

20 Fujita H, Takahashi S, Okabe S 1998,Mechanism by which Indomethacin delays the healing of acetic acid-induced ulcers in rats.Role of neutrophil antichemotactic and chemotactic activities. J.Physiol. Pharmacol, 49: 71-82.

21 Bergmeyer HU, IFCC 1980, Método para a medição das concentrações catalíticas de enzimas. Parte 3. Método IFCC para a alanina minotransferase. Ata, 105: 147-154.

22 Cheng CL, Guo JS, Luk J, Koo MW (2004): Os efeitos curativos do extrato de centelha e do asiaticoside na úlcera gástrica induzida por ácido acético em ratos. Life. Sci., 74: 2237-2249.

23 Tanih NF, Ndip LM, Clarke AM, Ndip RN. Uma visão geral da patogénese e epidemiologia da infeção por Helicobacter pylori.Afr J Microbiol Res. 2010;4(6):426-436.

24 . Lavnya A, Kumar MP, Anbu J, Anjana A, Ayyasay S. Atividade antiulcerosa das folhas de Canavaliavirosa (ROXB) W&A em modelo animal. Int J Life SciPharma Res. 2012;2(4):39-43.

25 . Panda V, Sonkamble M. Atividade anti-úlcera dos tubérculos de Ipomoea batatas (batata-doce) Funct Foods Health Dis. 2012;2(3):48-61.

26 . Dharmani P, Palit G. Exploração de plantas medicinais indianas para a atividade antiulcerosa. Jornal indiano de farmacologia, 2006; 38(2): 95.99.

27 . Bhowmik D, Chiranjib TK, Pankaj KS. Tendências recentes de tratamento e medicação da doença ulcerosa péptica. Int J Pharm Tech Research, 2010; 2(1): 970-80.

28 . Vimala G, GricildaShoba F. Uma revisão sobre a atividade antiulcerosa de algumas plantas medicinais indianas. Revista internacional de microbiologia, 2014 25 de maio; 2014.301-314.

29 Alimi, H Hfaiedh, N Bouoni, Z.Hfaiedh, M Sakly, M., Zourgui, L Ben Rhouma, K, 2010. Actividades antioxidantes e antiulcerogénicas do extrato de raiz de Opuntiaficusindica f. inermis em ratos. Phytomedicine 17, 1120-1126.

30 Balogun S.O., J.K. Tanayen, A.M. Ajayi, A. Ibrahim,J.O.C. Ezeonwumelu, A.A. Oyewale,O.J. Oloro, A.D.T. Goji,D.M. Kiplagat e B. Adzu(2011):Avaliação preliminar da toxicidade antidiarreica, protetora de úlceras e aguda do extrato aquoso etanólico da casca do caule de Ficustrichopoda em roedores experimentais, Asian Journal of Medical Sciences 3(1): 37-42

31.Abraham LCN, Masakuni T, Isao H, Hajime T(2008). Antioxidant flavonoid glycosides from the leaves of Ficuspumila L. Food Chem. 109: 415-420.

32.Anoop A, Jegadeesan M (2003). Biochemical studies on the antiulcerogenicpotential of Hemidesmusindicus R. Br. Var. indicus. J.Ethnopharmacol, 84: 149-156.

33.Bandyopadhyay D, Biswas K, Bhattacharyya m, Reiter RJ, Banerjee RK(2002). Involvement of reactive oxygen species in gastric ulceration: Protection by melatonin. Indian J. Exp. Biol., 40: 693-705.

34.Bighetti AE, Antonio MA, Kohn LK, Rehder VLG, Foglio MA, PossentiA,Vilela L, Carvalho JE (2005). Atividade antiulcerogênica de um extrato hidroalcoólico bruto e cumarinisolado de MikanialaevigataSchultz Bip. Phytomed., 12: 72-77.

35.Bhajoni, P.S., Meshram, G.G., Lahkar, M., 2016. Avaliação da atividade antiulcerosa das folhas de Azadirachtaindica: um estudo axperimental. Integr. Med. Int. 3, 10-16.

36.Biondo, T.M.A., Tanae, M.M., Coletta, E.D., Lima-Landman, M.T.R., Lapa, A.J., Souccar, C., 2011.Ações antissecretoras do extrato aquoso de Baccharistrimera (Less.) DC. e compostos isolados: Análise dos mecanismos subjacentes. J. Ethnopharmacol. 136, 368-373.

37 Castro-Vazquez, L., Alanon, M.E., Rodriguez-Robledo, V, Perez-Coello, M.S.,Hermosm-Gutierrez, I., Diaz-Maroto, M.C., Jordan, J., Galindo, M.F., Arroyo-Jimenez, M.D.M., 2016. Flavonóides bioativos, comportamento antioxidante e efeitos citoprotetores de cascas de toranja secas (Citrus paradisiMacf.).Oxid.Med. Cell. Longev., 1-12

38 P Malairajan, GeethaGopalakrishnan,et al., Anti-ulcer activity of crude alcoholic extract of Toonaciliata Roemer (heart wood),J Ethnopharmacol. 2007 Mar 21;110(2):348-51

39 Umamaheswari M, Asokkumar K, Rathidevi R, Sivashanmugam AT, Subhadradevi V, Ravi TK.Antiulcer e actividades antioxidantes in vitro de Jasminumgrandiflorum LJ Ethnopharmacol. 2007 Abr 4;110(3):464-70

1 0.Ibere Ferreira da Silva Junior ,SikiruOlaitanBalogun et al.,Piper umbellatum L.: Uma planta medicinal com efeitos protetores e cicatrizantes de úlceras gástricas em modelos experimentais de roedores, J Ethnopharmacol. 2016 Nov 4:192:123-131.

41 Prasenjit, M., Tanaya, G., Prasanta, K.M., 2015. Atividade anti úlcera péptica de folhas de chá. SMU. Med. J. 2, 192-214.

42 ChinnamaruthuJayachitra a, Senguttuvan Jamuna et al., Avaliação da planta medicinal tradicional, CissussetosaRoxb. (Vitaceae) para propriedade antiulcerosa, Saudi Journal of Biological Sciences 25 (2018) 293-297.

43 Rozza, A.L., Hiruma-Lima, C.A., Takahira, R.K., Padovani, C.R., Pellizzon, C.H., 2013. Efeito do mentol em úlceras induzidas experimentalmente: vias de gastroproteção. Chem. Biol. Interact. 206, 272-278.

Capítulo III. PROPRIEDADES DE CURA DE FERIDAS DE ALGUMAS DROGAS HERBAIS

Samuvel Raj A., Gopi S., Ragul G., Hardha B. Senthil Kumar M. *Sree Abirami College of Pharmacy, Coimbatore 21.*

INTRODUÇÃO

A utilização de plantas medicinais é crucial para a manutenção da saúde das pessoas e de sociedades inteiras. Alguns componentes químicos das plantas têm relevância terapêutica porque têm efeitos fisiológicos definidos nas pessoas. Os alcalóides, os taninos, os flavonóides e os compostos fenólicos são os mais importantes destes componentes bioactivos das plantas. Numerosas plantas medicinais autóctones são também utilizadas como plantas alimentares e condimentares. Para fins terapêuticos, são ocasionalmente adicionadas a alimentos destinados a grávidas e mães que amamentam. Além disso, a fitoterapia tem sido utilizada para curar doenças e infecções desde os primórdios da humanidade. A Organização Mundial de Saúde é a favor da utilização de medicamentos tradicionais, desde que estes se tenham revelado seguros e eficazes. Muitas pessoas nos países em desenvolvimento vivem numa pobreza abjecta, e algumas delas sofrem e morrem devido à falta de acesso a água potável e a medicamentos.

Por conseguinte, é essencial considerar a utilização de plantas medicinais como uma alternativa aos medicamentos convencionais na prestação de cuidados de saúde primários. Mais concretamente, os remédios à base de plantas têm suscitado muito interesse como fontes de compostos principais, uma vez que são considerados comprovados pelo tempo, geralmente seguros para utilização humana e aceitáveis do ponto de vista ambiental. Além disso, são baratos, acessíveis e razoáveis. No sistema médico convencional, diz-se que muitas plantas medicinais ajudam na cicatrização de feridas. Apesar de muito poucas destas plantas medicinais terem sido estudadas quanto aos seus mecanismos de ação, toxicidade ou eficácia, muitas delas são utilizadas há séculos.

A pele é o maior órgão do corpo em termos de superfície. É um componente crucial que protege os tecidos internos contra danos físicos, infecções microbianas, luz UV e temperaturas extremamente baixas e altas. Este facto torna-a extremamente propensa a danos, o que teria um efeito substancial tanto no doente individual como no sector dos cuidados de saúde.

A utilização racional dos medicamentos exige o conhecimento do seu modo de ação. De acordo com a Ayurveda, este funcionamento é descrito em termos das propriedades farmacodinâmicas dos medicamentos, tais como Rasa (sabor), Guna (propriedades), Veerya (potência) e Vipaka (biotransformação). Embora tenha havido recentemente muita investigação sobre plantas medicinais, ainda não é claro como é que estas plantas funcionam de facto na perspetiva dos ensinamentos tradicionais da Ayurveda. O mesmo acontece com as plantas que curam as feridas. Não está disponível a análise completa das plantas medicinais (Vrana-Shodhana [limpeza de feridas] e Vrana-Ropana [cicatrização de feridas]) enumeradas no Sushruta Samhita, juntamente com a farmacodinâmica e o seu modo de ação. Existe literatura publicada sobre plantas que cicatrizam feridas. De acordo com os relatórios, os produtos químicos das plantas, tais como taninos, flavonóides e esteróides.

Devido às suas fortes propriedades antioxidantes, as plantas e os seus extractos têm sido estudados em investigações científicas recentes a nível mundial. Descobriu-se que muitos destes extractos tinham efeitos terapêuticos em várias doenças. O nome genérico da planta da canela é Cinnamomum vernum. Uma das primeiras ervas utilizadas na medicina tradicional, a canela é utilizada para aromatizar refeições como bolos e aperitivos. A canela possui actividades antibacterianas e antifúngicas. Além disso, é utilizada para curar feridas e tratar a diarreia e o enjoo. Foi relatado que a canela ajuda as pessoas.

Desde o aumento da utilização de pesticidas na agricultura, surgiram papéis específicos para os serióis, polifenóis, saponinas e triterpenóides. Devido ao seu efeito adstringente, antibacteriano, antioxidante, de eliminação de radicais livres e de melhoria da vascularização na cicatrização de feridas. A cicatrização de feridas pode ser auxiliada por terapias à base de plantas. Os métodos exactos através dos quais as ervas medicinais promovem a cicatrização de feridas ainda não foram identificados.2-5 A Cinnamomum verum, uma especiaria popular da família Lauraceae que é utilizada na alimentação e na medicina, é produzida a partir da casca interna de árvores do género Cinnamomum. Os efeitos antioxidantes, anti-inflamatórios e antibacterianos do óleo essencial de canela estão bem estabelecidos. Foram observadas propriedades analgésicas e de cicatrização de feridas no seu extrato alcoólico.

A utilização da canela como especiaria e tempero tem uma longa história. A canela comum, também conhecida como "canela verdadeira" ou canela do Ceilão (Cinnamon verum, C. zeylanicum), e a canela de cássia (C. aromaticum), frequentemente conhecida como canela chinesa, são as duas formas de canela mais frequentemente consumidas (Jellin 2006a,b). Tradicionalmente, tanto a canela comum como a canela cássia têm sido consideradas geralmente seguras para consumo; no entanto, nos últimos anos, têm surgido preocupações acerca da quantidade de cumarina presente na canela cássia. O fígado e os rins são moderadamente tóxicos para a cumarina, apesar da sua importância medicinal como precursor de vários anticoagulantes, com uma dose de 50 a 275 mg/kg (Lungarini et al. 2008). A canela pode ser considerada segura quando ingerida em quantidades utilizadas para a preparação de alimentos, de acordo com as provas obtidas em ensaios clínicos, com exceção de um relatório de caso publicado por Westra et al. (1998) United states food and drug administration (USFDA 2006).

Como resultado, no presente estudo, foi feito um esforço para compilar dados pertinentes sobre plantas medicinais que tratam feridas utilizando a casca de canela. O óleo de canela tem qualidades anti-inflamatórias e antibacterianas que podem acelerar a cicatrização das feridas.

DIVERSAS FORMULAÇÕES DE CASCA DE CANELA

1 Óleo de canela

2 Gel de canela

3 Patches de canela

4 Bálsamo labial de canela

AVALIAÇÃO DO BÁLSAMO LABIAL DE CANELA:

Uma combinação homogénea conhecida como a base foi criada combinando 45g de óleo, 24g de cera de candelilha e 45g de manteiga de cupuaçu num banho de água a 100°C. Quando a mistura estiver homogénea, adicionar até 18 g de folha de canela em pó. Verter a mistura para um tubo de molde de bálsamo labial e verificar o pH do líquido com um indicador universal. Deixar o líquido à temperatura ambiente durante 48 horas até solidificar completamente para estabilizar o bálsamo labial. Para fazer bálsamos labiais, pesa-se 45 g de óleo de coco, 24 g de cera de candelilha e 45 g de manteiga de cupuaçu. Estes ingredientes são depois adicionados a um banho de água a 100 °C para criar uma mistura homogénea à qual é depois dada a base designada. Foram criados seis tipos diferentes de bálsamos labiais com várias composições, com o objetivo de analisar o impacto da oleorresina/óleo essencial de canela e da vitamina E na base. Foram utilizados 18 g de base em cada uma das variações. Quatro cápsulas de vitamina E foram adicionadas a cada amostra dos bálsamos que continham a vitamina. Em cada variante, foram adicionadas 5 gotas de oleorresina ou de óleo essencial aos bálsamos. Todas as amostras preparadas foram guardadas num recipiente de acrílico corretamente etiquetado de acordo com a terminologia e a composição que se segue:

- A base é o Controlo 1;
- Alternativa 2: base mais vitamina E;
- Controlo 3a: base mais oleorresina de canela;
- Controlo 3b: base com óleo essencial de canela;

A amostra 1 contém uma base, oleorresina de canela e vitamina E.

Amostra 2: base com óleo essencial de canela e vitamina E.

Testes de estabilidade dos bálsamos: Foram efectuados dois testes de estabilidade dos bálsamos produzidos, o AST e o EST (Extended Stability Tests), respetivamente. O AST EST, com duração de 15 minutos, dura 90 dias, enquanto o EST dura dias. Para o efeito, as formulações testadas foram submetidas a um stress. Os fatores que poderiam acelerar o aparecimento de possíveis sintomas de instabilidade incluem 2012 (ANVISA). Para o armazenamento das amostras do estudo, foram utilizados os seguintes ambientes: temperaturas: Forno: 40 °C; Um refrigerador: 5°C em T; - Freezer: -5°C; Ciclos de 24 horas a 45°C.

AVALIAÇÃO DO ÓLEO DE CANELA

Tween 80 e água foram utilizados para criar uma nanoemulsão de óleo de canela (extraído de Cinnamomum zeylanicum). Na formulação das nanoemulsões, foram optimizadas variáveis como a concentração de tensioativo, a razão de mistura óleo-surfactante e o tempo de emulsificação. A quantidade de tensioativo presente demonstrou estar diretamente relacionada com a estabilidade e inversamente relacionada com o tamanho das gotículas. O diâmetro das gotículas diminuiu com o aumento do tempo de emulsificação. Após sonicação durante 30 minutos, foi criada uma formulação estável de óleo de canela (CF3) com um diâmetro de gotícula de 65 nm.

Ao utilizar a hidrodestilação para extrair os óleos essenciais, os óleos essenciais das amostras de casca de canela produziram óleos de cera amarelos claros com rendimentos que variam entre 0,72 e 3,08% (Fig.1a). A nossa investigação mostrou que as três espécies de Cinnamomum têm composições de óleo de canela significativamente diferentes. C. loureirii teve o maior rendimento de óleo (3,08%), e C. verumha Vinte pacientes (18F/2M) com acne facial ligeira a moderada foram tratados durante oito semanas com gel de canela tópico nesta investigação clínica aberta, cega para o avaliador e não controlada. Na linha de base, na quarta e na oitava semanas, foram avaliados os resultados da contagem de lesões de acne, os parâmetros de fluorescência vermelha e o perfil biofísico da pele. Todas as reacções medicamentosas negativas ocorridas durante o ensaio foram registadas para avaliação da segurança. O número de lesões totais (47%, p=0,000), inflamatórias (42%, p=0,026) e não inflamatórias (48%, p=0,002) diminuiu significativamente dois meses após a utilização do gel de canela. Além disso, registou-se uma redução notável do tamanho das manchas de fluorescência vermelha (p 0,05). O eritema (61,31+/-68,25), o sebo (31,05+/-36,15), a hidratação (10,05+/-10,16) e o pH (0,63+/-0,75) foram todos significativamente mais baixos nas medições biofísicas da pele do que nos controlos. Alguns doentes referiram ter sintomas breves e moderadosd o rendimento mais baixo (1,14%). Foram observadas variações na produção de óleo das sete amostras de C. cassia.

AVALIAÇÃO DO GEL DE CANELA

Foi produzido um gel a 0,5% (p/p) com base nos resultados do teste de aplicação aberta repetida (ROAT). Estes passos foram utilizados para criar cada 100 g de gel de canela:

1 g de Carbomer 940 foi embebido na fase aquosa para humedecer, 10 g de propilenoglicol e 64,37 g de etanol foram adicionados a 0,5 g de óleo essencial de canela e, em seguida, todos os ingredientes foram combinados e agitados por um agitador (IKA, Alemanha) a 400 rpm durante dois minutos. Em seguida, para criar um gel, foram adicionadas algumas gotas de trietanolamina à solução. Foram enchidos tubos de alumínio de 15 g com a formulação. Vinte doentes (18F/2M) com acne facial ligeira a moderada foram tratados durante oito semanas com gel tópico de canela nesta investigação clínica aberta, cega para o avaliador e não controlada. Na linha de base, na quarta e na oitava semanas, foram avaliados os resultados da contagem de lesões de acne, os parâmetros de fluorescência vermelha e o perfil biofísico da pele. Todas as reacções medicamentosas negativas ocorridas durante o ensaio foram registadas para avaliação

da segurança. O número de lesões totais (47%, p=0,000), inflamatórias (42%, p=0,026) e não inflamatórias (48%, p=0,002) diminuiu significativamente dois meses após a utilização do gel de canela. Além disso, houve uma redução notável no tamanho das manchas de fluorescência vermelha (p 0,05). O eritema (61,31+/-68,25), o sebo (31,05+/-36,15), a hidratação (10,05+/-10,16) e o pH

(0,63+/-0,75) foram todos significativamente mais baixos nas medições biofísicas da pele do que os controlos. Alguns doentes desenvolveram eritema e ardor ligeiros e breves imediatamente após a aplicação do gel, mas não foram comunicados quaisquer efeitos secundários graves.

AVALIAÇÃO DOS ADESIVOS DE CANELA

a) Uma imagem digital da mancha. É utilizada uma barra de escala de 0,5 cm.

b) Utilização de Micro-CT para recriar o patch em 3D. É utilizada uma barra de escala de 1 mm.

c) Uma micrografia ótica do primeiro conjunto de ventosas minúsculas. São utilizadas barras de escala de 500 m.

d) Uma micrografia ótica da interface com as ventosas colocadas. Existe uma imagem parcialmente ampliada no canto inferior direito. São utilizadas barras de escala de 500 m.

e) Curvas de resposta fototérmica do adesivo a várias densidades de potência NIR.

f) Curva de ciclo foto-térmico do adesivo. O NIR está ligado durante este período de tempo, como indicado pela área vermelha.

g) A curva temperatura-módulo do muco. O módulo de armazenamento e o módulo de perda são indicados por G' e G"", respetivamente. As imagens digitais que foram inseridas mostram o muco nas suas fases de gel e sol.

h) A curva da taxa de retração (M/M0)-temperatura do PNIPAm-DN. A massa inicial é M0, e a massa a uma determinada temperatura é M0. As imagens digitais mostraram o PNIPAm-DN antes e depois da contração.

i) O ciclo de contração e relaxamento das ventosas. São utilizadas barras de escala de 500 m.

j) A taxa de contração da ventosa (/0) em vários estados, em que 0 é o diâmetro inicial e é o diâmetro num determinado estado.

k) Curva de libertação do medicamento regulada pelo adesivo sob NIR e sem ele. Foi efectuada com o medicamento modelo FITC-BSA. A presença de NIR durante este tempo é indicada pela área vermelha. Os dados para (e), (h), (j) e (k) são apresentados como DP médio, n=3.

Espessura do penso: Utilizou-se um calibrador de parafuso para medir a espessura do penso em cinco pontos diferentes da película, tendo sido calculado o valor médio resultante. Uniformidade de peso: Foram retirados segmentos de película transdérmica com um raio de 2 cm e um diâmetro de 4 cm. Foram medidas as massas de cinco películas diferentes e calculadas as variações de peso.

Resistência à dobragem: Uma película transdérmica de 2 cm de raio por 4 cm de diâmetro foi repetidamente cortada e dobrada no mesmo local até rebentar. A classificação da resistência à dobragem foi obtida a partir do número de dobras que ocorreram no mesmo local sem se partir.

Percentagem de humidade: Cada um dos adesivos preparados foi pesado e depois colocado num exsicador cheio de cloreto de cálcio anidro. Em seguida, foi deixado à temperatura ambiente durante 24 horas. Após este período, os adesivos foram novamente pesados e, utilizando uma fórmula, foi calculada a percentagem de humidade.21

Percentagem de absorção de humidade: Os adesivos pesados foram submetidos a um período de exposição de 24 horas, dentro de um exsicador com cloreto de potássio saturado à temperatura ambiente. Solução para manter a humidade relativa a 84%. Posteriormente, os adesivos foram novamente pesados e foi utilizada uma fórmula para determinar a % de absorção de humidade.

Conteúdo do medicamento: Uma porção do filme foi dissolvida em tampão fosfato. Solução. A desintegração do adesivo transdérmico foi auxiliada por agitação e, em seguida, o remédio foi vertido num balão volumétrico. A absorvância da solução foi medida, o que permitiu determinar o teor de fármaco.

ACTIVIDADE FARMACOLÓGICA:

Atividade antibacteriana:

A atividade antibacteriana de várias espécies de óleos essenciais e extractos brutos de Cinnamomum contra uma variedade de microrganismos patogénicos tem sido objeto de numerosos estudos. O potencial antibacteriano de muitos óleos essenciais, extractos de acetona de várias especiarias e C. tamala contra Escherichia coli, Salmonella typhi, Pseudomonas aeruginosa, Bacillus cereus, Bacillus subtilis e Staphylococcus aureus foi examinado por Singh et al. A investigação mostrou que, em comparação com o extrato de acetona, os óleos essenciais demonstraram uma eficácia excelente contra os organismos examinados. De forma semelhante, Kapoor et al. estudaram a atividade antibacteriana do óleo essencial e das oleorresinas de C. tamala contra bactérias e fungos, e descobriram que tanto o óleo como as oleorresinas demonstraram uma ação antimicrobiana eficaz contra as espécies testadas.

As propriedades antibacterianas do extrato e do óleo essencial de C. tamala foram também examinadas por Mishra et al. Chegaram à conclusão de que o óleo tinha os efeitos antibacterianos mais fortes contra Klebsiella pneumoniae e Pseudomonas aeruginosa. 50 ervas medicinais tradicionais, incluindo a C. tamala do Paquistão, foram testadas quanto aos seus efeitos bactericidas contra sete isolados clínicos por Zaidi et al. com especial atenção para a Helicobacter pylori, o agente causador de doenças gastrointestinais. Os resultados mostraram que a C. tamala tinha uma atividade anti-Helicobacter pylori significativa (>500 g/ml). A atividade antimicrobiana dos extractos de C. tamala foi avaliada por Jayasree e Dasarathan contra quatro organismos patogénicos, e relataram que o extrato de butanol apresentou atividade inibitória contra todas as espécies testadas e resultados positivos notáveis em comparação com outro extrato de solvente.

O extrato bruto de C. tamala foi examinado quanto à sua potencial atividade antibacteriana por Goyal et al. Descobriram que todos os extractos (etanol, metanol e acetato de etilo) apresentavam graus variáveis de zonas de inibição contra as várias espécies bacterianas contra as quais foram testados, com exceção do extrato de hexano, que era completamente inativo. Em 2012, Pandey et al. analisaram a atividade fungicida de C. tamala contra cinco fungos patogénicos e que prejudicam os alimentos, bem como a atividade antioxidante de sete extractos da folha. A atividade antioxidante da C. tamala foi avaliada anteriormente através de várias técnicas. Utilizando o aparelho de Soxhlet, alguns autores avaliaram a atividade de extractos de nove plantas escolhidas entre as famílias Euphorbiaceae, Lauraceae, Malvaceae e Balsaminaceae. Os solventes utilizados foram o éter de petróleo, o clorofórmio, o acetato de etilo e o metanol/n-butanol em polaridade crescente.

A maior atividade antiradical (96,8%) e de fosfomolibdato foi demonstrada pelos extractos metanólicos de C. zeylanicum e C. tamala, enquanto a maior atividade de peroxidação lipídica (FTC) foi demonstrada pelo extrato de acetato de etilo de R. communis (793,3%). O valor IC50 do extrato clorofórmico de C. tamala (2,2 g/ml). Estes resultados implicam que os polifenóis desempenham um papel importante na atividade antioxidante que estes extractos exibem. Para além de reduzir significativamente os produtos de peroxidação, tais como os compostos reactivos do ácido tiobarbitúrico, a atividade antioxidante da C. tamala foi também avaliada em ratos diabéticos induzidos por estezotacina.

A quantificação dos fenóis, ascorbato e carotenóides nas folhas demonstrou que as folhas de C. tamala deste estudo continham níveis significativos de antioxidantes. As propriedades antidiabéticas e antioxidantes da C. tamala, um ingrediente comum na culinária, foram comprovadas em circunstâncias diabéticas criadas artificialmente. Investigações anteriores indicam que alguns autores estão a tentar determinar as capacidades antioxidantes de várias especiarias comuns. Allium sativum, Coriandrum sativum, C. tamala e outros extractos brutos metanólicos foram examinados quanto à sua capacidade de eliminar radicais livres utilizando o ácido ascórbico como antioxidante de referência. A capacidade dos extractos em estudo para servirem de dadores de átomos de H ou de electrões na transição do radical DPPH para a sua forma reduzida foi examinada utilizando o ensaio DPPH.

O poder de eliminação do radical DPPH dos óleos essenciais e dos extractos de acetona aumenta linearmente com a concentração. De acordo com alguns estudos, todos os extractos de acetona tinham níveis de atividade de eliminação de radicais muito mais elevados do que o antioxidante comercial BHA (81,2-94,9%), o que foi comprovado por vários autores. Concluíram que a atividade antioxidante do óleo volátil pode ser o resultado de uma interação sinérgica entre os constituintes químicos do óleo essencial ou do extrato de acetona. Em ratos tratados com estreptozotacina, os autores mostraram uma melhoria de 50% na atividade antioxidante do extrato etanólico de C. tamala.

Os indicadores bioquímicos e fisiológicos relacionados com o metabolismo dos hidratos de carbono, das proteínas e dos lípidos revelaram uma alteração benéfica considerável. Utilizando os métodos do peróxido, da p-anisidina, do ácido tiobabitúrico e do carbonilo total contra o óleo de mostarda, foi avaliada a atividade antioxidante dos óleos essenciais e das oleorresinas. Uma vez que os óleos essenciais contêm componentes fenólicos como o eugenol e o espathulenol, demonstraram ter uma melhor atividade antioxidante do que as oleorresinas de etanol. Descobriu-se que a amostra que continha óleo volátil e oleorresinas era consideravelmente (p0,05) mais eficaz do que o controlo.

Atividade antidiabética:

Foram estudados os efeitos de uma dose oral única de 250 mg/kg de peso corporal de um extrato etanólico a 95% de folhas de C. tamala nos níveis de glicose no sangue em ratos albinos machos normais em jejum, alimentados, carregados de glicose e diabéticos induzidos por estreptozotocina. Os autores forneceram provas da queda considerável dos níveis de glucose no sangue observada em ratos diabéticos, alimentados e em jejum. Nos ratos aos quais foi administrada glicose, o extrato também reduziu drasticamente o valor máximo. É possível que o extrato tenha um efeito secretogogo da insulina que promove a utilização periférica da glicose e aumenta igualmente a reserva de glicogénio muscular em modelos alimentados, conduzindo a uma resposta hipoglicémica. Esta hipótese é apoiada pela desgranulação acentuada das células pancreáticas dos ratos tratados com o extrato e pela correspondente redução da glicose no sangue. Embora a canela desempenhe um papel ativo como especiaria, possui também importantes propriedades antibacterianas, antifúngicas e antioxidantes graças aos seus óleos essenciais e outros ingredientes. Também tem sido utilizada como agente anti-inflamatório, antiácaro, inseticida, antimicótico e anticancerígeno7. Há cerca de 20 anos, foi iniciada a investigação sobre a canela como possível tratamento da DM. O objetivo desta pequena revisão é dar uma visão sucinta das propriedades antidiabéticas da canela.

A CANELA COMO AGENTE ANTI-DIABÉTICO:

Com base na investigação de Zare et al., foi estabelecido que a ingestão de 500 mg de canela duas vezes por dia pode melhorar o perfil lipídico, o índice glicémico e as medidas antropométricas de um doente com diabetes de tipo 2. Os doentes com um IMC mais elevado (IMC 27) beneficiam significativamente mais destas vantagens.15De acordo com Shahibet al, a administração de 1 g de canela durante 12 semanas de utilização do pó reduz os níveis de glicose e de hemoglobina glicosilada no sangue em jejum de pessoas com diabetes de tipo 2 não controlada, bem como aumenta os níveis séricos de glicose No entanto, a superóxido dismutase e o glutatião reduzem os níveis séricos. malondialdeído, demonstrando o impacto positivo da adição de canela como antioxidante e antidiabético dos métodos tradicionais para a diabetes de tipo 2 mal controlada16.

Atividade antigenotóxica:

Segundo alguns autores, a C. tamala é uma planta medicinalmente importante e o trióxido de crómio foi associado a efeitos biológicos específicos no sistema respiratório e a doenças como o cancro. Tem efeitos citotóxicos e genotóxicos, induzindo o stress oxidativo e provocando a formação de aductos estáveis Cr-ADN. Utilizando o ensaio de aberração cromossómica da raiz de Allium cepa contra CrO3, os efeitos antigenotóxicos das especiarias indianas Syzygium aromaticum (L.) Merr e Perry e C. tamala foram avaliados no presente estudo. Foram aplicados três tipos de terapia às raízes. As raízes foram inicialmente tratadas com várias concentrações de extrato de metanol de Syzygium aromaticum (MSA) e C. tamala (MCT) (0,1%, 0,50% e 1%) antes do pré-tratamento, de acordo com o autor deste estudo. Extrato de MCT e MSA durante duas horas. Num tratamento simultâneo, diferentes concentrações de MSA e extrato de MCT (0,1%, 0,50% e 1%) são aplicadas nas pontas das raízes ao mesmo tempo durante 2 horas. As raízes foram submetidas a um tratamento com CrO3 a 8 ppm como controlo positivo. A incidência de anomalias cromossómicas diminuiu de uma forma dependente da dose como resultado dos impactos da administração pré, pós e simultânea dos extractos de MSA e MCT.

Para avaliar o potencial antigenotóxico da Biochaga e da diidroquercetina, as células do sangue periférico foram submetidas a um co-tratamento com H2O2 e com os produtos testados. De acordo com os nossos resultados, a Biochaga e a dihidroquercetina reduzem consideravelmente a proporção de células com danos no ADN induzidos pelo H2O2 em todas as concentrações examinadas. Curiosamente, em ambos os co-tratamentos (Biochaga e diidroquercetina), a concentração de 250 g/mL foi a que mostrou uma redução mais pronunciada dos danos no ADN em relação ao controlo. É de notar que as concentrações de 500 g/mL de ambos os produtos mostraram uma quantidade comparável de atenuação de células danificadas pelo ADN em comparação com a sua concentração mais proeminente de 250 g/mL (Figura 2). Na etapa seguinte, as células foram expostas a uma mistura de Biochaga e dihidroquercetina em concentrações de 250 e 500 g/mL, respetivamente

Atividade anti-inflamatória:

Várias técnicas de rastreio in vivo e in vitro revelaram que o extrato aquoso das folhas de C. tamala nas doses de 100, 200 e 400 mg/kg tinha um efeito anti-inflamatório. O edema da pata induzido por carragenina em ratos e a permeabilidade vascular induzida por ácido acético em ratos foram utilizados para avaliar a inflamação aguda. Os glóbulos vermelhos (RBCs) tratados com uma solução hipotónica em triplicado foram utilizados para testar a eficácia anti-inflamatória in vitro do extrato (concentrações 0,2-1,0 mg/ml). O extrato da planta reduziu eficazmente e de forma dependente da dose a permeabilidade vascular causada pelo ácido acético em ratinhos e suprimiu o edema causado pela carragenina em ratos. Quando comparado com a indometacina, o extrato demonstrou uma propriedade estabilizadora da membrana considerável de uma forma dependente da concentração até 1 mg/ml em modelos in vitro.

Para avaliar o potencial antigenotóxico da Biochaga e da diidroquercetina, as células do sangue periférico foram submetidas a um co-tratamento com H2O2 e com os produtos testados. De acordo com os nossos resultados, a Biochaga e a dihidroquercetina reduzem consideravelmente a proporção de células com danos no ADN induzidos pelo H2O2 em todas as concentrações examinadas. Curiosamente, em ambos os co-tratamentos (Biochaga e diidroquercetina), a concentração de 250 g/mL foi a que mostrou uma redução mais pronunciada dos danos no ADN em relação ao controlo. É de notar que as concentrações de 500 g/mL de ambos os produtos mostraram uma quantidade comparável de atenuação de células danificadas pelo ADN em comparação com a sua concentração mais proeminente de 250 g/mL. Na etapa seguinte, as células foram expostas a uma mistura de Biochaga e dihidroquercetina em concentrações de 250 e 500 g/mL, respetivamente.

Os compostos individuais foram testados quanto à sua atividade anti-inflamatória da mesma forma que os extractos, utilizando duas linhas celulares diferentes, macrófagos RAW 264.7 e J774A.1, como descrito anteriormente21. Isto foi feito a fim de determinar qual dos constituintes era responsável pela atividade anti-inflamatória dos extractos. Com exceção da cumarina, todas as substâncias mostraram um efeito anti-inflamatório significativo, como demonstrado pela supressão da produção de NO e TNF induzida por LPS+IFN. Os compostos mais potentes foram o E-cinamaldeído e o- metoxicinamaldeído, que exibiram valores IC50 para NO com células RAW 264.7 de 55 ± 9 |1M (7,5 ± 1,2 |ig/mL) e 35 ± 9 |iM (5,7 ± 1,5 |ig/mL), respetivamente; e valores de IC50 para TNF- *a* de 63 ± 9^M (8,6 ± 1,2 |ig/mL) e 78 ± 16 |1M (12,6 ± 2,6 |ig/mL), respetivamente.

Foram obtidos resultados semelhantes utilizando a linha celular J774A.1. Mais uma vez, o o- e o E- cinamaldeído foram as substâncias mais potentes. Os valores de IC50 do metoxicinamaldeído para o NO foram 51 2 M (6,9 0,3 g/mL) e 38 2 M (6,2 Os valores de IC50 para o TNF- são 51 5 M (6,9 0,7 g/mL) e 79 7 M (12,8 1,1 g/mL), respetivamente.

AVALIAÇÃO DA CANELA:

Foi avaliada a eficácia bactericida da nanoemulsão criada contra Bacillus cereus. Após terem sido expostas à nanoemulsão, as células de B. cereus foram mortas de uma forma dependente do tempo e da concentração. Foi observada uma redução significativa da população bacteriana mesmo em níveis de diluição CF3 mais elevados. A quantificação da libertação de substâncias absorventes de UV revelou uma alteração na permeabilidade da membrana das amostras em interação. A coloração bacteriana com laranja de acridina/brometo de etídio confirmou os resultados acima referidos de alteração da permeabilidade da membrana e validou a cinética dos dados de destruição. Nas células tratadas com nanoemulsão, o pico associado à vibração das cadeias de acilo dos lípidos a 2852 cm1 foi deslocado para 2854 cm1, sugerindo que os fosfolípidos da membrana foram deformados, tal como demonstrado pela remoção do pico correspondente à vibração do fosfato a 1078 cm1 e 536 cm1. A lise celular foi observada como resultado da deformação da membrana nas imagens SEM. De acordo com estes resultados, a nanoemulsão de óleo de canela pode ser utilizada para conservar alimentos que tenham sido submetidos a um processamento mínimo.

O termo "rastreio fitoquímico" é outro nome para este método. Neste procedimento, as amostras de plantas, como folhas, caules, raízes ou cascas, que são o reservatório de metabolitos secundários, são transformadas em extractos aquosos e orgânicos. A presença de metabolitos secundários, tais como alcalóides, terpenos e flavonóides, é em seguida examinada nos extractos de plantas. Para cada classe de substâncias a examinar, são enumerados na literatura testes-padrão. Em seguida, a presença e a natureza dos componentes da mistura são frequentemente examinadas utilizando uma técnica de separação simples como a cromatografia em camada fina (CCF). Na cromatografia em camada fina, os extractos são colocados numa placa de vidro coberta de sílica-gel ou de outro adsorvente e armazenados numa câmara cromatográfica com um solvente de fluxo adequado. Os componentes essenciais deste método são uma fase móvel e uma fase estacionária, onde os compostos são divididos de acordo com a sua polaridade.

Depois de a placa ter sido retirada da câmara cromatográfica, pode ocasionalmente ser utilizado um solvente de revelação para identificar os compostos. Nos países em desenvolvimento, esta estratégia tem sido historicamente utilizada e continua a ser utilizada. Este método permite a deteção precoce de metabolitos conhecidos nos extractos e é, portanto, economicamente prático, uma vez que o isolamento de componentes bioactivos puros é uma operação morosa e laboriosa.

Os testes são simples de realizar, mas não são adequados para a separação efectiva dos metabolitos. Têm também uma seletividade e sensibilidade de deteção limitadas, o que torna difícil encontrar mesmo quantidades mínimas de componentes na amostra.

CASCA DE CINAMOMO

Produtos químicos:

Benzaldeído (1), 4-hidroxibenzaldeído (2), cinamaldeído (3), benzenepropanal (4), ácido (E)-cinâmico (6), álcool cinamílico (7), cinamato de metilo (9), acetato de cinamilo.

Atividade antifúngica do cinamaldeído e dos seus congéneres.

De acordo com a nossa investigação anterior (Wang et al., 2005a; Cheng et al., 2006), o cinamaldeído (3) é o componente antifúngico mais potente encontrado nos óleos essenciais das folhas de Cinnamomum osmophloeum. 15 compostos com estruturas químicas comparáveis ao cinamaldeído foram escolhidos para este estudo, a fim de avaliar as ligações estrutura-atividade do cinamaldeído. Estas substâncias incluem o benzaldeído, o 4-hidroxibenzaldeído, o benzenepropanal, o -metil cinamaldeído, o ácido (E)-cinâmico e o cinamilo.

Uma grande classe de compostos químicos naturais conhecidos como alcalóides tem um ou mais átomos de azoto (em alguns casos, amino ou amido) nas suas estruturas. São estes átomos de azoto que tornam estas moléculas alcalinas. Normalmente, estes átomos de azoto estão dispostos numa estrutura em anel.

Testes de identificação

1) ALCALÓIDES:

Os reagentes alcaloidais precipitam facilmente os alcaloides da cravagem do centeio. No entanto, o reagente de Mayer, que se considera ser o teste mais exato para a lodina em KI, também produz um precipitado imediato quando utilizado com alcalóides da cravagem do centeio extremamente diluídos.

Teste de Keller A uma solução do alcaloide em ácido acético glacial devem ser adicionados alguns miligramas de FeCl sólido, antes de adicionar 1-2 ml de ácido sulfúrico concentrado pelo bordo do tubo. Na intersecção das duas camadas, obtém-se uma coloração azul viva.

Teste de fluorescência: Os sais de alcalóides da cravagem do centeio exibem uma fluorescência azul única em solução aquosa.

Teste de Van Urk: Quando uma solução contendo alcalóides da cravagem do centeio é combinada com o Reagente Van Urk, resulta uma reação distinta. Concentração de azul profundo

2) CINAMALDEÍDO:

O cinamaldeído foi separado utilizando um funil de separação, reconhecido utilizando o teste de Tollen e depois detectado em placas TLC em comparação com uma substância de controlo positivo, o cinamaldeído padrão. A pureza e a autenticidade do cinamaldeído foram ainda confirmadas por espetrometria FTIR e análise HPLC.

3) FLAVANÓIDES:

Os flavonóides são conhecidos por terem efeitos antioxidantes e demonstraram suprimir o início, o desenvolvimento e o avanço dos tumores. Também têm sido associados a uma diminuição do risco de doença coronária. De acordo com este estudo, os flavonóides estão presentes em quantidades significativas em Barteria nigritiana, Moringa oleifera, Cordia millenii, Afrormosia laxiflora e Sacoglottis gabonensis. Outras actividades biológicas que os flavonóides têm, para além das suas qualidades antioxidantes, incluem a defesa contra a agregação plaquetária, bactérias, hepatotoxinas, vírus, tumores, úlceras, radicais livres, inflamação e alergias.

FENÓIS: Tanto os seres humanos como as plantas contêm fenóis como antioxidantes. Este estudo incluiu algumas madeiras macias que poderiam ser utilizadas pelo seu teor de saponinas, incluindo Sacoglottis gabonensis, Pentaclethra macrophylla, Moringa oleifera e Anogeissus leiocarpus. Haslam chama a atenção para o interesse crescente na possibilidade de tratar doenças com medidas não mais complicadas do que aumentar a ingestão alimentar de minerais com qualidades antioxidantes, como a vitamina E, a vitamina C, o -caroteno e os carotenóides, bem como os fenólicos vegetais como os taninos e os flavonóides.

4) GLICOSÍDEOS:

Os derivados acetais de monossacáridos e álcool produzidos como resultado de um catalisador ácido são conhecidos como glicosídeos. Os glicosídeos são resistentes aos oxidantes alcalinos, como o reagente de Tollen, mas o ácido aquoso hidrolisa-os de volta aos seus constituintes álcool e açúcar.

CONCLUSÃO:

Uma questão clínica difícil, a cicatrização de feridas é um processo biológico. A redução dos factores de risco que impedem a cicatrização de feridas e a melhoria da cicatrização são dois dos principais objectivos do tratamento de feridas. Está provado que a cicatrização de feridas beneficia de uma série de ervas medicinais. O objetivo deste artigo de revisão é informar os leitores sobre as aplicações etanofarmacológicas, os fitoconstituintes e os seus mecanismos de ação que contribuem para a cicatrização de feridas. Os tratamentos à base de plantas têm-se revelado económicos e eficazes, particularmente quando utilizados em conjunto com a atividade bacteriana, a cicatrização de feridas e a redução do stress oxidativo em animais. Os mecanismos moleculares de plantas terapêuticas recentemente identificadas com a capacidade de reparar feridas foram revelados durante esta avaliação. O estudo atual mostra também claramente que a planta tem um valor terapêutico considerável no tratamento de infecções bacterianas, stress oxidativo, diabetes, inflamação, cicatrização de feridas, cancro, ansiedade e depressão, entre outras condições médicas. De acordo com a investigação etnomédica, a canela pode ser utilizada como um quimiopreventivo eficaz para o cancro do colo do útero. Pode também ser utilizada para tratar bronquite, perturbações cardíacas, cefalalgia, diarreia, uropatia, febre, artrite e tosse.

REFERÊNCIAS:

1. Khan AR, Hossain M (1985) Ferrugem da folha das plantas de louro, causada por Glomerella cingulata, no Bangladesh. Bangladesh J Bot, 14: 181-182.

2. Sharma SR, Dwivedi SK e Swarup D (1996) Hypoglycaemic effect of some indigenous medicinal plants in normoglycaemic rats. Ind J Ani Sci, 66: 1017- 1020.

3. Yadav P, Dubey NK (1994) Rastreio de alguns óleos essenciais contra fungos da micose. Ind J Pharma Sci, 56: 227-230.

4. Seth R, Mohan, M, Singh P, Haider SZ, Gupta S et al, (2012) Composição química e propriedades antibacterianas do óleo essencial e do extrato de Lantana camara Linn. de Uttarakhand (Índia). APJTB. S: 1407-1411.

5. Niyonzima G, Vlientinck AJ (1993) Hypoglycaemic activity of Spathodeal campanulatal stem bark decoction in mice. Phytother Res, 7: 64-67.

6. Baruah A, Nath SC, Hazarika AK (2004) Óleo essencial do fruto de uma variante de Cinnamomum tamala Nees. Indian Perfum, 48: 437-438.

7. Husain A, Virmani OP, Sharma A, Kumar A, Misra LN (1988) Major Essential Oil bearing Plants of India. Instituto Central de Plantas Medicinais e Aromáticas (CIMAP), CSIR, Lucknow, Índia.

8. Chauhan NK, Haider SZ, Lohani H, Sah S, Yadav RK (2009) Avaliação da qualidade de Cinnamomum tamala Nees. recolhida em diferentes locais de Uttarakhand. J Non-Tim Forest Prod 16: 191-194.

9. Gulati BC, Agarwal SG, Thappa RK, Dhar KL (1977) Essential oil of Tejpat (Kumaon) from Cinnamomum tamala. Indian Perfum, 21: 15-20.

10. Sood SP, Padha CD, Talwar YP, Jamwal RK, Chopra MM et al, (1979) Essential oils from the leaves of Cinnamomum tamala Nees & Eberm growing in Himachal Pradesh. Indian Perfum 23: 75-78.

11. Liangfeng Z, Yonghua L, Baoling L, Biyao L, Wenlian Z (1995) Cinnamomum tamala Nees et Eberm, In Aromatic plants and essential constituents Supplement 1). Hai Feng Publication Corporation, Hong Kong.

12. Kubeczka KH, Formacek V (2002) Essential oils analysis by capillary GC and C13 NMR Spectroscopy. John Wiley & Sons Ltd, Londres, Reino Unido.

13. Dighe VV, Gursale AA, Sane RT, Menon S, Patel PH (2005) Determinação quantitativa do eugenol de Cinnamomum tamala Nees & Eberm: pó de folhas e formulação à base de plantas utilizando cromatografia líquida de fase inversa. Chromatographia 61: 443-446.

14. Showkat RM, Ali M, Kapoor R (2004) Composição química do óleo essencial das folhas de Cinnamomum tamala Nees & Eberm. Flav Fragr J, 19: 112-114.

15. Prasad NK, Yang B, Dong X, Jiang G, Zhang H et al, (2009) Conteúdo de flavonóides e actividades antioxidantes de espécies de Cinnamomum. Inno Food Sci Emerg Technol, 10: 627-632.

16. Sultana S, Ripa FA, Hamid K (2010) Estudo comparativo da atividade antioxidante de algumas especiarias comummente utilizadas no Bangladesh. Pak J Biol Sci 13: 340-343.

17. Rana VS, Langoljam RD, Verdeguer M, Blazquez MA (2012) Variabilidade química no óleo essencial das folhas de Cinnamomum tamala L. da Índia. Nat Prod Res 26: 1355-1357.

18. Kapoor IPS, Singh B, Singh G, Isidorov V, Szczepaniak L (2009) Química, potencial antimicrobiano e antioxidante do óleo essencial e oleorresinas de Cinnamomum tamala Nees & Eberm. (Tejpat) óleo essencial e oleorresinas. Nat Prod Rad 8: 106-116.

19. Singh G, Maurya S, Marimuthu P, Murali HS, Bawa AS (2007) Investigação antioxidante e antibacteriana em óleos essenciais e extractos de acetona de algumas especiarias. Nat Prod Rad, 6: 114-121.

20. Parekh J, Chanda SV (2007) Rastreio in vitro da atividade antibacteriana de extractos aquosos e alcoólicos de várias espécies de plantas indianas contra agentes patogénicos seleccionados de Enterobacteriaceae. African J Micro Res, 1: 92-99.

21. Mishra AK, Singh BK, Pandey AK (2010) Atividade antibacteriana in vitro e fitoquímicos do extrato e óleo da folha de Cinnamomum tamala (Tejpat). Revisão em Infeção 1: 134-139

22. Parkin DM, Bray F, Ferlay J, Pisani P: Estatísticas globais sobre o cancro. CA: A Cancer. Journal for Clinicians. 2005, 55: 74-108. 10.3322/canjclin.55.2.74.

23. Adams M, Jewell AP: The use of complementary and alternative medicine by cancer patients. Int Semin Surg Oncol. 2007, 4: 10-10.1186/1477-7800-4-10. Publicado online em 30 de abril de 2007

24. Matthews AK, Sellergren SA, Huo D, List M, Fleming G: Complementary and alternative medicine use among breast cancer survivors. J Altern Complement Med. 2007, 13: 555-562. 10.1089/acm.2007.03-9040.

25. Modarresi M, Farahpour MR, Baradaran B. A aplicação tópica do óleo essencial de Mentha piperita acelera a cicatrização de feridas no modelo de ratinhos infectados. Inflammopharmacology. 2019; 27: 531537.

26. Farahpour MR, Vahid M, Oryan A. Eficácia da aplicação tópica de óleo de avestruz na cicatrização de feridas infectadas por Staphylococcus aureus e Pseudomonas aeruginosa. Connect Tissue Res. 2017; 31: 1-10.

27. Gurtner GC, Werner S, Barrandon Y, Longaker MT. Wound repair and regeneration (Reparação e regeneração de feridas). Nature. 2008;453:314-321.

1.1 Okur Mehmet E, Karantas Ioannis D, Zeynep ,S enyi "git, Okur Neslihan Ustundag, Siafaka Panoraia I. Recent trends on wound management:New therapeutic choices based on polymer ic carr iers, Asian Journal of Pharmaceutical Sciences. 2020;661-684.

1.51 iafaka PI, Zisi AP, Exindari MK, Karantas ID, Bikiaris DN. Pensos porosos de quitosano modificado com poli (acrilato de 2-hidroxietilo) para administração tópica de levofloxacina em feridas. Polímero de hidratos de carbono. 2016;143:90-9.

30. Gonzalez ACde O, Costa TF, Andrade Zde A, Medrato ARAP. Cicatrização de feridas - uma revisão da literatura. Anais Brasileiros Dermatologia. 2016;91:614-20.

31. Wang PH, Huang BS, Horng HC, Yeh CC, Ch Rodrigues Melanie, Kosaric Nina, Bonham Clark A e Gurtner Geoffrey C. Cura de feridas, uma perspetiva celular. Revisões Fisiológicas.2019; 99: 665-706.

32. Fife CE, Carter MJ. Wound Care Outcomes and Associated Cost Among Patients Treated in US Outpatient Wound Centers: Dados do Registo de Feridas dos EUA. Wounds. 2012; 24:10-17.

33. Leavitt T, Hu MS, Marshall CD, Barnes LA, Lorenz HP, Longaker MT. Cicatrização de feridas sem cicatrizes: encontrando as células e os sinais certos. Pesquisa de Tecidos Celulares. 2016;365:483-493.

34. Kumar B, Vijayakumar M, Govindarajan R, Pushpangadan P. Ethnopharmacological approaches to wound healing-exploring medicinal plants of India (Abordagens etnofarmacológicas para a cicatrização de feridas - explorando plantas medicinais da Índia). Journal of Ethnopharmacology. 2007;114(2):103-13.

35. Chan EWC, Lim YY, Wong L, Lianto FS, Wong S, Lim K, et al. Propriedades antioxidantes e de inibição da tirosinase das folhas e rizomas de espécies de gengibre. Química alimentar. 2008;109(3):477- 83.

36. Agyare C, Boakye YD, Bekoe EO, Hensel A, Dapaah SO, Appiah T. Plantas medicinais africanas com propriedades cicatrizantes. Jornal de Etnofarmacologia. 2016;177:85-100.

37. Ekor M. The growing use of herbal medicines: issues relating to adverse reactions and challenges in monitoring safety. Fronteiras em farmacologia. 2014;4:177.

38. Maver T, Kurecic M, Smrke DM, Kleinschek KS, Maver U. Medicamentos derivados de plantas com potencial utilização no tratamento de feridas. Herbal Med. 2018.

39. Shen H-M, Chen C, Jiang J-Y, Zheng Y-L, Cai W-F, Wang B, et al. O extrato de álcool N-butílico das flores de Hibiscus rosa-sinensis L. aumenta o potencial de cicatrização de feridas excisionais de ratos. Journal of Ethnopharmacology. 2017;198:291-301.

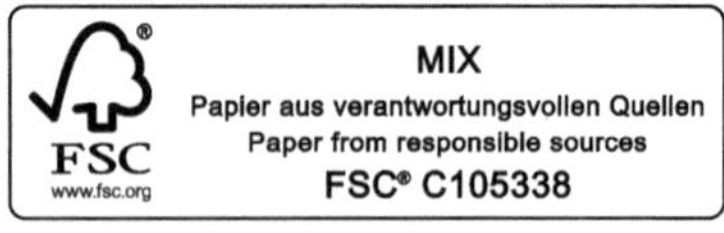

Printed by Books on Demand GmbH, Norderstedt / Germany